JN017541

スキルアップ
子どものこころの診療

専門医の基礎

ujita Junichi

藤田純一
＋横浜市立大学児童精神医学研究会

日本評論社

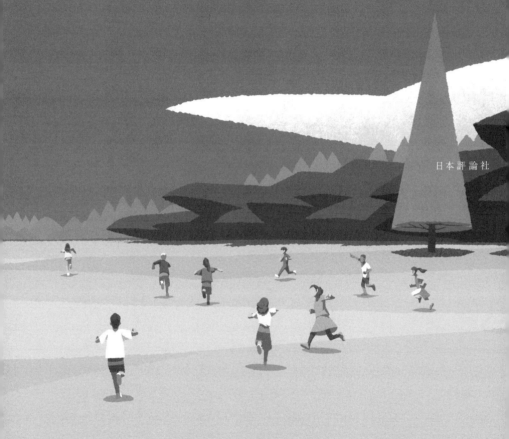

はじめに

　本書は、子どものこころの診療をはじめようとする初学者が知っておくべき要点を
まとめたものである。なるべく難解な用語は避け、誰が読んでもわかるような記述
をこころがけた。子どものこころの診療現場では、非日常的な専門用語や難解な
解釈を用いても、当事者には伝わらない。求められるのは、子どもや家族と共有で
きることばである。専門家でなければできないと思われがちなことを普遍化し、誰
にでもできるように読み替えて提供することこそ専門医の使命であろう。

　子どもの精神症状はひとつの因子によって引き起こされるものではなく、多方面
に渡る要素の不均衡によって生み出されることが多い。統合失調症の病状悪化や
不登校の背景を説明するにあたって、感情的な家族のあり方、母親の過保護、父
親の不在といった家族の負の側面が強調された時代もあった。こうした側面を問
題の根源とみなし、家族を糾弾しようとするのは誤りだ。自閉スペクトラム症や限
局性学習症、注意欠如・多動症といった障害そのものが問題を引き起こすわけで
もない。精神症状に対する単純明快な仮説に疑いの目を向け、一例一例に丁寧に
寄り添って経過を追い、原因の曖昧さを受け止める余裕を持ちたい。生活場面の
中で生まれてくる数々の支障に対して丁寧に援助を積み重ね、一つひとつ手ごたえ
を確かめながら治療関係を築き上げていく。こうした地道な診療の中から患者や
家族との間で生まれたエピソードによって医師の治療観は作り上げられるものであ
り、そうして磨かれた治療観に支えられた精神療法こそが人を癒すのである。借り
物の発想や付け焼刃の理論武装は仇となることも多い。それぞれの年齢や経験に
即した振る舞いを大切に、無理に背伸びせず焦らず、ゆっくり進むしかない。自分
の立ち位置を確かめねばならないときには、先輩医師の陪席、症例検討会での事
例提示も役立つはずである。

　子どものこころの専門医を目指すうえでこころしておくべきことは、子どもの人権
を守るという使命である。治療は善意で行われることが多いため、自らの治療が
子どもに害を与えていないかと自省する機会は案外少ない。入院治療や薬物療法
など介入的な判断を行う場合は、特に注意を払いたい。子どもは、気質という生物

学的遺伝情報を担ってこの世に生を受け、環境との相互作用の中で自身のパーソナリティを築いていく。その過程を支援するのが子どものこころの診療医の役割である。明日という未来の時間に繋ぐ手伝いをしている、くらいのスタンスで関わるのがよいだろう。子どもの自己決定権に伴う試行錯誤の時間を保証し、医療という枠組みでのみ捉えるような狭量な態度は避け、治療者側の論理を押しつける自己完結的な治療は慎まなければならない。

子どものこころの専門医は、診察室以外で子どもや家族と出会う機会も多い。例えば、学校現場への訪問、少年鑑別所での嘱託医としての勤務、引きこもり支援機関などへの助言など、様々な場所、限られた資源のもとで、子どもと家族に最善の選択を提案する必要がある。子どものこころの診療において一般的な年齢上限を15〜18歳としている医療機関も多いが、この思春期年齢こそ精神疾患の好発時期でもある。思春期青年期以降に子どもたちがどのような成長過程を辿るのかを想像し、その後の支援者に適切な形で受け渡していく必要がある。

精神科専門医もしくは小児科専門医のサブスペシャリティとして、子どものこころの専門医制度が2022年4月からスタートした。これまで一般小児科医療に携わる医師にとっても、成人の精神医療を主なフィールドとしてきた医師にとっても、本書が子どものこころの診療をはじめる際の道標となれば幸いである。総論は初診、初期治療における子どもや家族との出会い方について詳しく述べ、各論は子どもや家族から寄せられる主訴を中心にその対応の要点を記した。横浜市立大学児童精神科の約50年の歴史の中で受け継がれてきた臨床知に、近年話題となっているトピックを織り交ぜたものと言えるだろう。

本書を通じて、大切な基本的な診療姿勢と知識を身につけて明日の臨床に役立てていただければ幸いである。子どものこころの診療を志す若手医師が、教育関係者、福祉関係者、司法関係者、そして成人期以降の精神医療関係者など子どもの生活と成長過程に関わるすべての職種から尊敬と信頼を得られることを願っている。

2023年12月

藤田純一

目次

目次

付録　症例検討の進め方　

症例検討をはじめる前に／検討事項をあげる／症例検討を行う際の心得／症例検討の作法
症例検討の留意事項／助言者の心得

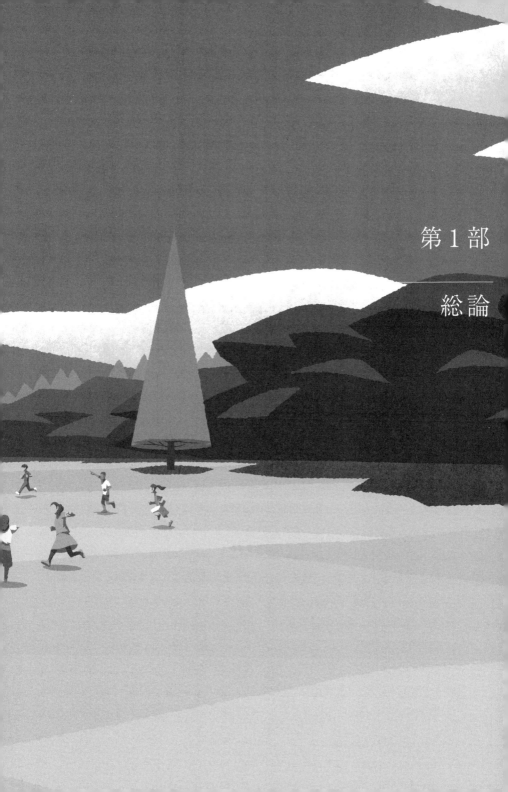

第 1 部

総論

第1章　子どもや家族と出会う前に

実際の診療について述べる前に、子どもや家族に出会う際のこころ構えを述べたい。一般の精神科診療と比べて特異な点がある。

子どもや家族がこころの診療を希望しているか?

子どものこころの状態が顕著に悪化している時期や子どもと家族の関係がこじれているような状況では、問題の焦点となっている当の子どもが外来にやってこないことは稀ではない。筆者が勤める横浜市立大学児童精神科では年間およそ5〜10％の初診予約は子どもが来院しない家族相談の形となっている。中には起床ができずに外来の予約時間に間に合わなかったという子どももいるが、家庭内暴力や引きこもりの事例では、子どもからすすんで受診をすることは滅多にない。

　家族相談から何か月か経った頃に多少なりとも症状が落ち着いて子どもの来院が叶ったという話もある。家族相談が始まった当初は登校を巡って親子が衝突していても、月日が経つにつれて子どもが健康であればよいという態度で見守るうちに、外出を親子で楽しめるようになるというような経過である。診療待機期間も長いため一番診療ニーズが高いときに、子どもと担当医が出会えないという矛盾は、子どものこころの診療では珍しくない。

　自殺行動の反復があり緊急性が高い場合であっても、子どもが医療からの支援に不信感を持ち、期待をしていない場合は受診を拒否することもある。逆に子ども自身に抵抗がなくても、家族のほうが精神医療への偏見を抱いて受診を躊躇していることもある。例えば、病院で精神病のレッテルを貼られたら元の道には戻れないのではないかと心配する母親、子どもの受診そのものに猛反対する父親もいる。

うつ病や統合失調症で通院歴のある者が身近にいるかいないかで、精神科に対する印象も異なるであろう。医療受診に抵抗する背景は様々である。子ども自身の対人不信、精神疾患・精神医療への偏見、医療場面で家族問題を糾弾されることへの懸念など多岐にわたる。日頃より、当事者の様々な事情に耳を傾けてこころにとどめておくとよい。

　子どもにこころの問題が生じたとき、親がまず相談するのは多くの場合医療機関ではない。同級生の親、友人や知人など日頃見知っている者同士で相談する。塾の先生や教会の神父に尋ねることもあるだろう。子どもの問題の多くは、しつけや性格、あるいは教育や生活に関わるものとして、家族や保育園、幼稚園、学校、PTA、塾や習い事先、親の友人や親戚、近隣の住民、遊び場や商店街の人々、民生委員、警察官、地域の保健師や福祉職員、かかりつけの一般医、ボランティア、あるいは宗教団体に所属する人々等によって処理されている。精神医療的な視点に囚われず、子どもと家族が様々な場面で見せる振る舞い、それに対する地域の人々の対応の仕方に着目するとよいだろう。医師のみたてからは不適切に思える激励や厳しい言葉であっても、熱意や愛情を含んだものとして、子どもや家族の成長の糧になっていることがある。転々と相談を重ねてきたが満足いく結果が得られず、確信のないままさらなる選択肢として医療機関を受診するケースも少なくない。どのような経緯であれ、医療機関にたどり着ける親は、それなりに問題解決の力を持っているとみるべきだろう。受診前の相談経過の確認は重要である。相談経過を通して医療機関へのイメージがすでにできあがっている場合もある。相談しやすい人から順に実情を打ち明け、数か月から年余の経過を経て専門相談機関にたどり着くのが一般的であろう。時に"あの病院は名医がいる"と医療受診を後押しされ、時に"迷うのは当然のこと"と受診を躊躇する親子の姿勢を許容され、時に"精神科に行けば薬漬けにされる"と医療受診を非難されてきたかもしれない。諸所の相談機関に相談しても十分苦労が受け止められず、相談の途上で差別や偏見、排除の雰囲気を感じて中断に至ることもある。そうしたなかで、子どもや家族が抱く医療へのイメージは良かれ悪しかれ強化される。医療機関の扉を叩くかは診察室に到着する前の段階で様々な体験によって影響を受けているのである。

　子どものこころの診療への抵抗感はこのように人それぞれである。予約を取る前の様々な経緯を想像して子どもや家族に配慮する必要がある。予約時の外来受付

の案内の対応、WEBサイトの内容、インターネット上の口コミなどから多くの子どもや家族は医療機関への印象を形成することになる。ちなみに、筆者の病院では、受診前のソーシャルワーカーによる電話相談やこころの症状と一般的な対応に関するWEB上での情報提供を行っている。子どもや家族に出会う前からの真摯な情報提供をこころがけたい。医療機関を受診することで、どんなことが相談できるのか、緩和されうるこころの症状とはどんなものなのかを伝えることで、受診以前からすでに診療は始まっているのである。

　診察室に現れて最初の挨拶の段階で、子どもと家族それぞれに当日の受診を望んでいるのかを確認する。子ども自身が初診日には来院できない場合も多い。子ども自身が拒否していることもあるし、親も「小児科医に言われたから」「学校に言われたから」と嫌々ながら医療機関を訪れる場合がある。

　それまで周囲から"ちょっと変わった子"程度の周囲の寛容さで受け止められていたところから、一転して"異常"もしくは"病気"とレッテルを貼られたように感じ、戸惑いと孤立感を深めている親子、受診当日に躊躇する子どもと玄関先で喧嘩をした挙句、子どもを連れだせなかったことを申し訳なさそうに詫びる家族、診察室に呼び入れる段になって身を固くし診察を拒む子ども、来場したものの車から降りようとしないため、こちらから駐車場に赴いて対面することになる子どもなど様々である。

　子どもや家族が色々な思いや不安を抱えながら医療の場に姿を現していることに思いを馳せ、来院自体を労う態度が医師には必要である。

主治医としてどのように出会うか

子どものこころの診療の前哨として、家族だけの相談からはじまる場合がある。家族相談だけで問題解決の糸口が見出され終結することや、医療ではなく心理相談や福祉機関の長期的支援へとつながることもある。家族のみとの出会いも大切にしたい。手当てすべき病状や心理的問題が活発であるからこそ来院が難しいのであって、子どもが来院するかどうかを家族任せにして、子どもと家族を無闇に対立させるような言動はすべきでない。双方を傷つけるだけである。子どもの来院が実現しなくとも相談が一定期間継続できることを保証する。

　付き添っている家族への配慮も欠かせない。家族支援のための適切な支援機

関と連携することはもちろん、親の精神疾患や顕著な心理的苦痛など医療的な助言が必要な場合もある。そのような場合、一時的に家族のカルテを作成するのもよいだろう。また、子どもの問題を受け止めがたく、混乱して原因探しにやっきとなったり、攻撃的に振る舞ったりすることもあれば、逆に無力さに打ちひしがれていることもある。

　医師には、問題が生じてからこれまでに子どもや家族がしてきた努力や苦労をしっかり受け止めることが求められる。病歴聴取に慣れていないと、家庭内暴力のこと、不登校のことなど、問題点ばかりに話題の焦点が絞られかねない。重くるしい雰囲気で作られた病歴から、子どもや家族ができていないことを指摘して克服に向けた課題を課すような態度は厳に慎みたい。精神療法で重要なことは「いま、ここ」で表現される子どもや家族の気持ちを汲むことである。受診までの経過の辛い日々やそれ以前の平穏な時期を点検し、お互いがどのように感じていたのか、今はどう思い、何を望むのかを共有する過程こそが求められる。もしも初診の段階で迷いや抵抗感が伝わってくるならば、次の受診予約や心理検査予約、各種心理療法や薬物療法を子どもや家族に無理強いすべきではない。「一般的に効果が高いと言われているから」という理由でいずれかの方針を推奨したとしも、子どもや家族にとっては傲慢で押し付けがましいと受け止められる。こちらの提案する治療に固執せず、納得がいかないのであれば多少のドクターショッピングもしてみてはと勧めるくらいの寛容さが必要である。ここまで子どもや家族がなんとかやってきた力を評価し、自分たちにあった支援を吟味するための時間を保証したい。

　医師の態度は子どもに対しては養育的かつ権威的、家族に対しては支持的かつ指示的なものが望ましい。養育的かつ権威的であるとはつまり、子どもが寛げる環境を提案できること、子どもの苦痛に着目し共感できること、公平であること、信頼関係のもとに揺るぎない態度で的確な助言を与えられることである。支持的かつ指示的であるとは、子どもと家族を理解し敬意を払えること、温かくかつ冷静沈着であること、根拠ある判断をもとに子どもの安全を確保できることである。疲弊している子どもや家族に対して批判的であってはならず、子どもと家族をエンパワメントすることに力点を置きたい。児童精神科医は認知行動療法、対人関係療法、家族療法、応用行動分析などの行動療法、精神分析療法、集団精神療法など、様々な精神療法の技法やエビデンスの臨床適応について習熟する必要があるが、

基本となるのは子どもと家族に接する上での医師としての診療態度である。知識や経験に裏打ちされた治療は重要であるが、それが第一というわけではない。心理治療における効果の割合は、当事者が持ち合わせる柔軟性や回復力や回復を願う気持ちや治療への期待感が約半分、当事者と治療者の関係性が3割とされ、技術的な要素が寄与するのは1〜2割にすぎないという。どんなに知識があっても、温かみや共感性を欠く治療では、子どもや家族とよい関係を作り回復に導くことは難しくなる。そのことを常に念頭に置いておきたい。子どもの問題を一緒に考えていこうとする謙虚な姿勢が一番である。面倒くさそうにしたり、意地悪になったり、無理に説き伏せようと焦ったりしなければ——まとめていえば不愉快さがなければ、だいたい難しくなく治療は進展する。そのうえで、子どもが興味をもつ文化や遊びに関心を寄せ、子どもの理解できる言葉で話し、子どもの懸念や期待を読み取り、同行者のようにともに未来をイメージできるならば、自然と回復過程に向かっていくだろう。

　しかしながら、原則がわかっていても、何年経験を積んだとて、医師も人間であり好不調がある。残念ながら常に平静に診療にあたれるわけではない。時間がないとき、疲れているときもあるだろう。反治療的な過ちを犯してしまうこともときにあるかもしれない。大事なことは、自らの子どもや家族への関わりを内省できるかどうかである。自分の中で働く感情や疲労から目を背けず認めることではじめて患者に共感できる余裕が生まれるはずである。自らの心情や体調、時間を客観的に点検しながら、余裕をもった診療をこころがけたい。

　当事者に不服や不満、怒りが生じ、不安定なまま面接を終了させるような展開だけは避けたい。そのために事前の想定が求められる。例えば、通学が明らかに負担となって拒食や身体愁訴の背景となっているような場合を考えてみよう。子どもも家族もそれを認めようとしないとき、教員の懸念に同調する形で心因を指摘し登校を控えるよう指示したくなる。子ども本人もそれを頭でわかっているが、認められない場合が多い。単純な説得で修正できるようなものではないからこそ医療機関に至っているのだと心得たい。心因や背景に対して、もう少し繊細な共通理解が必要であり、時間とよりよい関係性が求められる。子どもや家族に届かないメッセージは相手を傷つけるだけである。このような展開が予想されるような場合、治療者には十分な余裕と子どもや家族への洞察が必要である。

受診するまでの子どもの経過

子どもは生活の多くの時間を学校で過ごしている。医師と教員の連携は必須と心得たい。家族が学校生活に目を向けていない、それどころか学校批判に終始しているような場合、諸事情を家族と共有できないことに教員が苦慮していることもある。医療者が教員側の苦労を汲むことが連携への近道となる。日頃から教員と顔の見える連携を意識することで、医療機関に対する教員側の心理的なハードルは下がる。子どもについて本音で語ってもらえるかどうかは診療の行方を大きく左右する。日頃から顔の見える関係を築いて、人柄も含め、付き合いを深めておくとよい。

　不登校、自傷行為や自殺企図、暴力行為といった問題が生じたときに、学校内部では様々な試行錯誤が繰り返される。教員が子どもの問題をどのように理解し、どう支えてきたかを確認しながら、医療機関の立場から提供できる助言や支援があれば、積極的に働きかけたい。教員と医師の連携が機能すれば、速やかに情報を得ることができ、時宜を得た対応もしやすくなる。教員からの相談に助言するだけで危機を乗り切れる場合もある。余裕があれば、医師が学校を訪ね、本人・家族も同席の上で解決策を話し合えるとよい。初診時の外来診療計画書には教員との連携についても記載したい。必要に応じて名刺を家族に預けるのも一案である。ただし、医師には守秘義務があり、安易に教員に医療情報を流すことはできない。教員と連携を取りたい旨とそれによってどのようなことを実現したいかを、丁寧に説明した上で、親から教員に医療機関との連携を依頼してもらう。教員との情報交換の際には、伝える内容について本人と家族の合意を得たうえで、慎重を期しながら行うべきである。詳しくは別の章で述べる。

　また、多くの親や子どもは学校以外にも地域の社会資源を利用しており、様々な機関から支援を受けている。そうした支援によってそれまでは解決を図れていたが、明らかに次元が異なる問題が生じ支援の限界を伝えられる。あるいは問題解決に向けた具体的な助言がなかなか得られぬまま、たらい回しをされるような対応を受けている。そのすえに、すがるようにして、子どものこころの専門家を称する医師のもとを訪れている。例えば、「頻回な自殺企図がある場合は当院での対応は不可」とする医療機関もあると聞く。医療側の都合で対応の幅を狭めることなく、医療にしかすがれない状況があることを想定して、まずは排除せず広く相談に乗る

姿勢が重要である。筆者の勤務先の公式サイトのタイトルは「親子のこころの止まり木」である。子どもと家族が疲れた羽を休める場でありたいと願って命名した。

　子どものこころの診療の際、主治医には地域資源を子どもと家族の応援団とみたて、適切な役割分担を指示するという役割も求められる。これまで利用してきた地域資源を丁寧に聞き取り、連携を図ることでそうした資源の力を高めて、子どもや家族を地域へと戻していく過程を意識するとよい。現在は、若者支援機関、発達支援機関、ひきこもり支援機関に民間企業やNPO法人も参入し、子どもを支える地域資源は増加している。どのような支援が可能なのか、日頃から、ソーシャルワーカーや福祉機関との情報交換を行って、知識をアップデートしておくことを勧める。医療機関と福祉・司法の連携については章を改めて、詳しく述べたい。

対人支援職として自らの力量を点検する

医療はサービス業である。苦労して外来にたどり着いた子どもと家族の経過を慮って丁寧な対応をこころがけたい。精神科医はなんだか変わっている、長い間待たされた挙句にニコリともしてくれなかった、親身に話を聞いてもらえなかった、などといった精神科受診後の感想を時に耳にする。子どもや家族の話を聞くときに、幻聴が聞こえるか、気分の沈みがあるか、不安があるか、といった症状の確認ばかりに気を取られていないだろうか。症状の背景にある育ちの経過、生活環境、対人関係、価値観などに耳を傾けたい。症状があるのか、ないのかといったチェックリストを読み上げるような診察では、子どもと家族の背景を知ることは難しいだろう。なぜ症状が生じるのか、どんな対処を取るのかなど、最初の訴えを中心に話を広げていく力量が必要である。主治医の対人関係能力が問われている。医師である前に、人の話を聞けるのかが問われている。今目の前にいる人が悲しんでいるのか、嬉しそうにしているのか、怒っているのかといった感情の動きを敏感に感じ取り、共感しながら治療同盟を組む力があるかどうかが求められる。そして、相手が困っている内容に興味を持ち、問題を要約し共有することができるとよい。さらに、相手と自分との関係がどうなっているのかを俯瞰する力も重要だろう。こちらの振舞いを相手がどう感じ取っているのか、子どもや家族の表情や仕草、反応、診察の文脈から理解していこう。すべての対人支援職にとっての基本であるが、そもそも

これができないのであれば精神科臨床に安易に携わるべきではないだろう。

　自分の言葉や仕草に対する相手の表情の変化、返答の声色の変化など対話を繰り返す中で得られる情報は無数にある。相手の感情の動きを無視して電子カルテの入力にひたすら務める、あるいは治療方針の説明や説得にばかり懸命になるといった姿は子どもや家族からは不快に受け止められることだろう。難解な病理や専門的な病名でレッテルを貼って医師だけがわかった気になっているようでは、相手は不満を募らせる一方である。こういう場合、子どもも家族も遠慮して益々発言ができなくなる。病院に寄せられる苦情は、せっかく来院したのにわかってもらえなかったと感じさせた医師の態度によるのだ。相槌のタイミング、笑顔での承認、同意を求める視線への目配せなど言外のコミュニケーションにも注意を払いたい。このような対話の繰り返しの中で築かれる治療同盟がその後の治療成果を左右するといってよい。この医師には伝わった、と感じさせる時間を目指したい。飲食業、アパレル業、観光業など医療職以外のサービス業の客あしらいから学ぶことも多い。

わかりやすい情報提供を意識する

精神科でどのような医療を行うのか、どんなことを相談すべきか知らずに受診する子どもや家族がいる。精神科医による診察と臨床心理士によるカウンセリングの違い、精神療法や薬物療法に関して誤解や偏見があることもしばしばである。中には、寝椅子に座らせて怪しい催眠術をかけられるのではないか、と不安になっている人もいるくらいである。教員や福祉関係者であっても、どのような子どもを受診につなげてよいのかわからず悩んでいることもある。円滑な診療と連携のためにも、WEBサイトでの情報提供や、待合室での心理教育資材の設置といった工夫は欠かせない。なお、筆者のところでは以下のように、子ども用問診票の冒頭に、精神科受診の心理的抵抗が少しでも下がるよう、受診の意義を記載している。

　　精神科は、あなたが心の中で「大変だな」とか「苦しいな」と思っていることについて、どうすれば良いかを一緒に考えるところです。心の中の大変なこと、苦しいことをそのままにしていると、つかれたり、いらいらしたり、ねむれなくなったり、やる気がおきなくなったり、かなしい気分になったり、からだの調子

が悪くなったりすることがあります。あなたがこれから出会う児童精神科のお医者さんは、一緒に考えながら回復のためのアドバイスをします。最初の診察では約1時間であなたやご家族のお話をうかがいますが、初めて会うお医者さんですから、話しづらいこともあるかもしれません。診察の前の様子を少しでも知りたいので、以下のアンケートにあなたの受診前の様子をあなた自身が書いてください。

　時に、初対面の精神科医に対してなんでもいいから胸のうちを話すようにと急き立てる家族がいる。馴染みのない場所で初対面の人間に対したとき、何から話せばいいのかわからず困惑するのは、大人でも当然のことである。話したくないことを無理に話す必要はないと保証し、プライドが守られる場所であると伝えることは重要である。寡黙であることも、ひとつのコミュニケーションの形であると受け止め、落ち着いた対応をこころがけたい。

待機期間を短縮する

児童精神科医療の需要が高いのに比べて、児童精神科医の数は不足している。児童精神科領域の問題に対応できる小児科医もしくは精神科医を配置する医療機関が各都道府県にひとつ以上用意されているものの、受診待機期間は3か月を超えているのが現状だ。医療機関によっては6か月を超えるところもある。待機期間の間に学年が変わるなどして、自然と問題が解消する場合もあるが、これは本来の医療のあり方ではないだろう。児童精神科医療のリソースが増えること、あるいは一般精神医療で若年層の診療が気軽に行われるようになることを期待したい。自殺に関連する行動が切迫している、幻覚妄想が増悪している、拒食・体重減少が進んでいるなど、対応を急いだほうがよいため、外来にソーシャルワーカーを配置して電話対応の中で緊急性のトリアージを行うなどの工夫があるとよい。特に注意したいのは自殺行動であろう。早期支援の有無が予後を大きく左右するため、可能な限り早急に対応をこころがけている。待機期間中に相談先がなく、何か月も家族が対応に困惑する場合もあるので、受診前に家族講座を開いて知識提供するよう工夫したこともあった。なお、受診にあたって前医からの紹介状を要請する医療

機関もあるようだ。前医への不快感や、気兼ねへの配慮も必要だろう。紹介状を無理に求めることはしていない。

事前情報を得る

子どものこころの診療においては、それぞれの特性、養育環境、生育歴・生活歴に関する情報が重要である。診察待ち期間に問診票の記載を依頼し、郵送もしくは持参してもらうような工夫がよい。家族が記入する問診票の他に、子ども自身が記入する問診票が役立つ。問診票の中で不安や抑うつ、自殺念慮や精神病症状など自発的に訴えにくい症状群、日頃楽しんでいること、困っていることについて尋ねる。あらかじめ、このような情報を記載してもらえば、診察場面で症状について話題にしやすい。また、子どもが診察を自ら希望しているか、家族とは別に話をしたいことがあるか、などを予め記入してもらえば、どのように問診を進めるべきかの指針が立てやすく、診察を円滑に進められる。

診察環境を工夫する

医師自身が構えずリラックスした姿勢で診察に臨めることがまず大切である。子どもが親しみやすい雰囲気を意識した診察室であればなおよい。病院くさいものではなく、親子でお茶の時間に招かれたようなゆったりした時間の流れる雰囲気が理想的である。試行錯誤しながら自分の人柄にあった風景をつくるとよい。診察室の雰囲気は診察にも微妙に影響することを知っておきたい。ベッドや聴診器、血圧計が並ぶ診察室では、子どもも緊張してしまうことは想像に難くないだろう。

　例えば筆者は、年少児だと長時間の診察に飽きてしまうため、ブロックや折り紙など子どもの創造力を多少とも引き出せるような品を置いている。その遊びの様子を観察するだけでも、十分な所見を得ることができる。また、ホワイトボードと水性マジックがあると、子どもは自由に絵を描くことができるし、医師が説明するのにも役立つ。さらに、ハロウィンや節分など四季折々の品をおくことで話題を提供するという工夫もある。バースデーカードやクリスマスカードを用意して重要なメッセージを届けるようなやり方も、よろこんでもらえることが多い。他にも、待合の廊下

に古いゲーム機とテレビを置き、小さなゲームコーナーを作って長い診察待ち時間の間に子ども同士の交流をうながすなど、患者同士の「たまり場」のような雰囲気を意図的に作っている病院もあるようだ。子どもたちが持ち寄った絵を貼りだすのも効果的で、診察中の話題になる。七夕の短冊なども親子の願いをそれぞれが、また担当医も間接的に知るきっかけになる。器物破損や怪我などの事故が起こらない範囲で、子どもの自由を引き出す環境を創意工夫することは、医師にとっても束の間のたのしみとなろう。

　精神科という標榜名に抵抗を感じる子どもや家族もいる。小児科医をはじめとする他の診療科の医師からも、受診を勧めたいときに「精神科」という言葉を切り出すことに抵抗があると聞く。「標榜名を変えてほしい、子どもが診療科名を見た途端に踵を返して受診を嫌がった」という家族からの投書があった。筆者のところでもかつて「子どものこころの診療科」への名称変更を検討したことがあった（看板や電子カルテの内容の差し替えにその文字数の多さから予算が足りないという顛末もあって変更はできていないが）。標榜科目についても、可能ならば一考の余地はあろう。

温かく子どもと家族を迎える

安心できる時間を届けるためにも、医師自身の診察内容はより重要である。診察は長くすればよいというものではない。焦点をあてたい話には身を乗り出して聞いたり、大きく相槌を打ったり、大事な言葉をこちらが繰り返したりと工夫しながら、症状にまつわる背景を手短に明確にしていく。

　子どもの調子によって、診療に使う時間を臨機応変に判断すべきである。うつ状態でぐったりしている子をよそに、親に巻き込まれ、話を切り上げられないようでは問題である。子どもに話しかけるときは日頃の自分の振る舞いから逸脱しない範囲で、声の調子や話のテンポを相手にあわせ、リズムを変えて適時に内容をまとめていく。時に沈黙が続くこともあるが、それを埋めるかのように医師が話しすぎるような展開は慎むべきである。ますます、子どもと家族の姿を見失ってしまう。沈黙もひとつの所見であり、聞き出そうと構えないほうがよい。一般に児童精神科医の素養としてユーモアが重要といわれる。しかし、無理は禁物である。ユーモアは経験を積み重ねて余裕がでる中で滲み出てくるものである。

子どもと家族を労いつつ、悲しみに寄り添い、良い知らせには共に喜ぶ程度のスタンスがよい。着席した子どもには、来院できたことを労った上で自発的に診察を受ける気分なのかどうかを確かめておくとよい。受診自体への抵抗感を話題にすることで、子どもの本音が聞けることも少なくない。もしも、精神科医療についての知識がなく、子どもが不安になっている場合は、精神科医の役割や立場を子どもに説明するとよい。

　時に家族も精神科医療の役割を理解しておらず、「悪い子だから、お医者さんに治してもらう」などと子どもに説明をして来院している場合もある。子どもから主訴を引き出す場合には、一度、そうした説明をリセットし、子どもの視点にチューニングしていく必要があるだろう。いきなり不登校やインターネット・ゲーム依存などの行動上の問題を指摘することは禁物である。土日の様子、放課後の過ごし方、テレビの話、きょうだいの話など、子どもの生活風景が浮かぶ質問をしていく。日頃の子どもと家族の特異なあり方とともに一般的で健康的なあり方を理解した上で、精神的不調における主訴を確認する過程が重要である。一般的な医学診察ではオープンエンドな質問が推奨されるが、子どもは日常生活に関する具体的な質問からはじめ、わかりやすい言葉選びをして診察を進めるのもコツである。

医師の領分をわきまえる

精神医療ができる領分をわきまえることは重要である。福祉機関・教育機関・司法機関にしか担えない領分が存在する。医療機関の役割は精神不調をきたした子どもの診断・治療・支援である。例えば、虐待やいじめが存在したのかどうかを証明することはできない。子どもの述べた苦痛に対して、被害—加害の関係を断定することは実際のところ難しい。むしろ、非行少年やいじめの実行者、虐待をした母親など加害者に対して助言することもあるのが児童精神科医である。診断・治療・支援の立場からケアが必要な人には公平に関わるようこころがける。一方で、心的外傷後ストレス障害の診断に関する相談やいじめ問題をめぐる教員と家族の争いに関する相談を「医療外の問題」として敬遠する医師もいるが、これも誠意を欠くように思われる。診断が必要であれば、診断基準に則った評価方法に基づき評価しケアにつなげる。教員と家族間のトラブルに関する相談であっても、双方を支援す

ることが子どもの利益につながることであれば丁寧にかつ公平に対応する。

家族から学ぶ

子どもが長年生活を共にする家族から主治医が学ぶ姿勢は重要である。医学的知識は乏しくとも、親はその子どもについて豊富な経験を有している。初診時にはどうしても親の悪い点ばかりが焦点化されやすい。長年子どもの養育に関わった親から過去の困難をどのように乗り越えてきたのか、教えを乞うくらいの姿勢であったほうが、問題解決の糸口を見つけやすくなる。やっとの思いで子どもを連れて来院した親に問題解決の責任を押し付けて無いものねだりをするような無責任な態度は絶対にとってはならない。主治医と親の関係が崩れれば、せっかくの糸口を見失ってしまうことがある。問題を抱える子どもをもつ親の労苦をまずは労い、受け入れるのが先決である。

　初診時のように十分に情報を得られない時点で「不憫な子ども」と「問題の親」のような短絡的な図式を当てはめ解釈するような真似は避けたい。子どもと家族が抱えている問題はもっと複雑である。子どもの語りに無表情で反応がない、問題点ばかりあげつらう、待合室での子どもの野放図な振る舞いを放置するなど、その場面だけ見ると親の姿勢をつい問題視したくなるが、子ども自身の問題がそのような親の振る舞いを生んでいたような場合も多々ある。例えば、子どもを注意しないのも、叱責が引き金となって癇癪や暴力につながると予見し周囲に気兼ねしていたということがある。もちろん、頭でわかっていても、できないことも多い。たとえ指摘したところで効果は乏しく、追い詰めて親の反発を強めるばかりとなる。「親としてのあるべき言動」を求めることは禁忌に近い。子どもへの要求水準を高くしないよう親に助言するのと同様、医師から親への要求水準も控えめにすべきである。親に向かって、正すべき問題を指摘したり、元気よく振舞うよう励ましたりしてはならない。特に母親は養育の大半を担っているため周囲から責められやすい立場にある。親子関係について触れても、母子関係と短絡されることもしばしばである。例えば「母子密着」といった言葉での解釈などが典型であろう。「アダルトチルドレン」という言葉も母子関係に問題を求める要素が強く、安易な使用は控えたい。数十年前には摂食障害や心身症の治療でよく行われていたペアレンテクトミ

ーという親との分離に治療効果を期待する入院治療は悪例である。子どもは親を選ぶことができない。問題の根源を親に求めていったん医療の場で保護したとしても、親と子どもの関係を援助する方針がなければ、いずれ親元に戻る子どもにとっては問題の先送りになるだけである。

家族を支える

医師のあるべき基本的な態度は結果を急がず、地道に家族との関係を継続する「支える」姿勢である。その姿勢は家族に安堵をもたらすはずだ。子どもの症状については病状のひとつとして説明し、一般的な回復経過を伝えたい。わかりやすいように説明用紙を用いるのもよい。自分のせいと責める親には、問題に対して心理的距離をもってとらえるように繰り返し伝える。来院する前から大抵の親は「睡眠」「食事」「休養」について案じ声をかけているはずである、医師もその点の重要性を強調するところから始めたい。この際、親自身の生活についても話題にするとよい。時に親も心身の不調を呈しており、睡眠不足、食欲不振、意欲低下をきたしていることがある。病状を抱える子どもとの関係のせいばかりでなく、診察の場に登場しない親戚や地域の噂、学教員との関係に疲弊している場合もある。時には親の精神科治療から開始したほうが良いときもある。すでに親が精神科通院治療中でその主治医との関係がうまくいかずに治療経過が難航している場合や、親の不信感が強く、医療や支援につながっていない場合もある。親の医療的支援が必要な場合には、子どもの初診をきっかけに、児童精神科医が親の初期治療を担当することもある。

　親を追い詰める状況は様々である。きょうだいが患者を避けたり、罵詈雑言を浴びせたり、手をあげたりなどし、その仲裁に疲弊しきっているようなこともある。不登校の対応に腐心するうち、他のきょうだいまでも不登校となり、途方に暮れている場合もある。確認強迫に付き合わされて手をやいていることもある。摂食障害で、毎食ごとに緊張感に満ちた食卓を過ごしているかもしれない。そうした親同士が想いを共有できるような場所を提供するのも一案である。親の苦労が受け止められる中で、子どもの病を前に自己犠牲を覚悟するのではなく、負担を分かち合い人間らしい時間を過ごす権利があると励ましてもらう機会が求められる。中には

親としてのあり方を糾弾したくなるような難しい親もいる。攻撃的で自分の主張ばかり繰り返す、一見愛護的だが不適切な過干渉を続けて子どもの自主性を奪っているなどである。このような親も過去を紐解けばそれなりの事情があり、焦らずじっくり理解する姿勢が必要である。

　筆者の病院でも親を支援する場所について試行錯誤を重ねてきた。摂食障害の親の会ではそれぞれの悩みも性格も違いが大きく、円滑な運営にはそれなりの力量が求められる。残念ながら終了してしまったが、回復モデルを見聞することが支えになった家族もいたことは記しておきたい。すでに述べたが、初診待機期間が数か月に及ぶ場合、待機患者家族のために学習会を開催したこともある。他の家族の苦労や工夫を聞くことで待機期間という辛い時期を乗り切れたと語る者もいた。統合失調症や依存症、摂食障害患者のための家族会はある程度組織されているが、子どもの病状に関する苦労を分かち合い、受け入れてもらえる場は意外と少ない。特に父親が苦労を分かち合う機会はほぼ皆無といってよい。療育機関の中では発達症を抱える子どもの母親の会がよく開かれているが、一方で父親の会はほぼ見られない。

　子どもから距離を置くよう勧めても離れられなくなっている親がいる。苦渋の決断の末に子どもを入院させた後、その判断を撤回して退院を申し出る親も珍しくない。子どもに長時間にわたってしがみつかれたり、添い寝を求められて眠れなければ揺り起こされたり、支配的に暴力を振るわれている場合もあるが、事態が深刻になればなるほど逃げ出せなくなっている親もいる。子離れができないなどという生易しいものではない。視野狭窄に陥り「このようにしてしまったのは育てた自分の責任であるから、たとえ子どもに殺されようとも構わない」と考えたり、また逆に「耐えられない、我が子を殺しかねない自分がいる、もうどうしたらいいのか」と述べたりすることもある。この心情を察し、対処することが医師には求められる。親と相性の合う子どもばかりとは限らず、合わない子どもも確実にいる。また、学齢期、思春期青年期で関係も異なってくる。

　子どもの不調はすべて自らの責任にあると思い詰め、巻き込まれるのは母親である場合がほとんどである。頼り先がある場合は、家を出て休養を勧めることも必要だろう。膠着した関係を取り持つために訪問看護を利用してもらう場合や、警察官の巡回を依頼するよう助言する場合もある。助言を受けても、実行に至るケー

スは少ないが、そのような選択肢が頭の片隅にあるだけで、子どもに対して冷静な対応を取ることができるようになる。親への負担を医師が軽視して経過観察期間が長期にわたると、親子の関係が悪循環を重ね、それが心的外傷となって、再統合に難航することもある。危機的状況には注意を払いたい。

受診までの間に親はインターネットや書籍、親戚との相談を通じ、雑多な情報を得て試行錯誤を繰り返し、思うような結果が得られず不安になっている。例えば、最近では、「Hyper-sensitive Child（HSC）に該当する子どもだと思うが主治医はどうみるか」と尋ねられることがある。こうした、まだ医学的に確立していないものの世間では流行している子どもの生きづらさを指す概念を診察に持ち込まれると、医師としてはつい一蹴しかねない。こうした場面では、医師に問いかける子どもや家族の真剣さに配慮しよう。言い負かしたり、説得したり、否定的な態度を取ったりしてはならない。受診までの苦労を労い安心させたい。

また、メモ帳に質問事項を箇条書きにして事細かに確認する父親、同種の質問を矢継ぎ早に繰り返して聞く母親もいる。病気の原因は何か、薬を使う場合は依存になるのではないのか、回復までに家族ができることは具体的に何なのか、など治療や病因を性急に問う者もいる。他には、他にもこのような事例はあるのか、いつまで待てばよいのか、など診断や治療方針が定まらないうちから疫学的な話題や予後の話題もある。知りうる範囲では曖昧な答え方をせず、わかりやすくかつ丁寧に説明することをこころがける。間をあけて、理解を確認しながら同じことでも答える余裕を持つとよい。

親が否定的な感情や疑いの眼差しを交えて医師を問い詰めてくることもある。知りうる研究成果や一般的な医療事情など答えられる範囲のこともあるが、確実な答えが示せないこともある。まだわかっていないこと、次回の外来までの宿題として保留としておきたいことは正直に伝える。宿題としたからには、きちんと先行研究などにあたって自分なりの答えを出す態度が当然ながら医師として重要である。なお、曖昧な答えしか持ち合わせない場合は、質問の元となった場面を詳細に聞き直しておこう。言うまでもないが、質問に質問で返せば相手を不快にさせることがあるため、その際には配慮を怠らないように。「親としてどんな対応をしてよいのか」という質問には、まず対応に悩む場面を聞き取り、今まででのような対応をしてきたのか、などを聞くうちに親にとって役立つ対応を見出せることもある。

以上、子どもと家族と出会う前に確認しておきたい児童精神科医の基本的態度について述べた。児童精神科に限らず対人支援職すべてにおいて当てはまる基本的態度も含まれている。謙虚な気持ちで、苦労しながら医療の場に訪れた人たちをもてなすように温かく迎え入れたい。

第2章　子どもの初診

以下に初診の定石ともいえる一般的な流れを述べるが、参考程度に考えて力まずに子どもの診察に臨めるとよい。

診察前に情報を整理する

筆者の病院では初診の2週間前から受診時点までの様子を本人と家族にそれぞれ問診票に記入のうえ、持参してもらっている。10歳以上の子どもには、抑うつ症状や不安症状の評価尺度や自殺リスクの評価、性別違和に関する質問など、最初から話題にしにくいが精神科的には重要な内容を織り交ぜたものを、10歳未満の子どもには学校の好きな授業や活動、趣味、最近の困りごとや将来の夢について尋ねるものを、家族には家族の主訴、子どもの生育歴や既往歴、家族関係、遺伝負因などを尋ねるものを渡している。いずれもA4用紙2枚程度のボリュームである。問診票では内容それ自体以外からも読み取れる情報がある。筆跡や誤字、記載の仕方や要領などである。ここから家族と子どもの関係や知的能力、余裕のあるなし、診察への期待感や拒否感をつかむことができる。例えば、回復に抵抗がある摂食障害の子どもは、まったく問題がないかのように記載するであろうし、学校でのトラブルから仕方なく診察に訪れた家族なら学校に対する被害的内容ばかりを書き連ねているかもしれない。記載内容以外の情報も含めて、どのような子どもと家族なのか、推し量りつつ診察をはじめる。

診察室に招きいれる

一般的に診察は診察室で行うものと考えがちである。しかしながら、子どものこころの診療においては診察室以外の子どもと家族の情報を得ることが重要である。診察室の外での出会いから診察ははじまっている。廊下や待合での様子ひとつとっても重要な所見となる。診察室は白衣を着た見慣れぬ医師と対峙する、日常とはかけ離れた時間と空間である。しかし、レイアウトを工夫し、待合を自宅に近い雰囲気に近づけてみよう。寒々しい廊下で硬い折り畳み椅子に座らせるよりも、遊具や絵本、ソファがある空間を可能であれば確保する。家庭用ゲーム機を設置している外来もあると聞く。そういった寛げる雰囲気の中の子どもや家族の様子は貴重な情報となる。児童精神科診療は病歴以上に精神科的現在症が大事である。リアルな現在症を把握しよう。

　年少のきょうだいに本を読み聞かせて待っている子ども、母親と子どもが仲良く談笑する一方、離れた場所でパソコンに向かっている父親、きょうだいとおもちゃを片手に走り回る子ども、人目を憚らず母親の膝枕でソファに寝そべる少女など様々である。昨今は個人情報の取り扱いからマイクロフォンで番号を読み上げて診察室に呼び入れることが多いが、児童精神科医は待合の子どもと家族に近づきそっと声をかけて順番を知らせるほうがよい。子どもと家族が立ち上がり診察室に入室してから着席するまでの過程を注意深く観察する。例えば、持参したポータブルゲームを途中でやめられないままに挨拶もなく入室する子ども、そのあり方をバツが悪そうにたしなめて子どもの代わりに挨拶する母親、顔を伏せてなかなか立ち上がれない子ども、待ち時間に耐えられずに苛立つ父親、通常は15分程度で終わる問診票の記入に一時間以上かかる母親など、得られる情報は多い。これらの様子から診察の展開を予測する。その他、身なりやたたずまいはどんな様子か、表情は不機嫌そうか、溜息をつくか、態度はそっけなくないか、逆に過度に丁寧ではないか等々、子どもや家族から感じた印象をこころにとめる。診察という非日常の場面での振る舞いはストレスがかかったときの子どもや家族のあり様を反映するものである。初診時の現在症の把握には五感を総動員して自らの感情とともに記憶しておく。

対話をはじめる

一般的に子どもの受診には付き添い者がいる。子どもだけでなく、その人たちとも挨拶を交わすべきである。父親、母親、祖父母、親戚だけでなく教員や児童相談所職員が付き添っている場合もある。病院に現れた全員をひとまず診察室に招き入れて話を聞くのが原則である。昨今はオープンダイアローグなどのアウトリーチ活動を柱と据える精神科診療が注目されている。当事者を囲む協働的な対話による問題解決は相互理解を促進して非常に治療的に働く。わざわざ時間を作って子どもの診察に付き添う大人との同盟関係は治療開始早々に結んでおきたい。父親の中には、喫煙などの理由で席を外す者や、駐車場で待っている者もいる。このような場合も家族に呼び入れてもらえば、きまりが悪そうに登場してくれる。これにも丁寧に接したい。父親が診察から排除されることで、問題解決が先送りとなり難渋する例もしばしばある。またきょうだいがついてきた場合も同様に挨拶する。きょうだいがいると診察室は家庭の雰囲気に近づいて、場面が和む場合もある。家族全員を招き入れることで、子どもを中心として家族の全体像が見渡せる。親戚や教員、家庭教師、家族の宗教関係者などが同席しようとすることもあるが、この場合は逆に子どもや家族の意向を聞いてからにする。まずは子どもと家族の関係を確かめたい。子どもと家族を初診の対象とするのが原則である。

　入室後に自己紹介を含めた挨拶を交わす。医師から先に自己紹介するのがマナーである。「受診までずいぶん待たせたか」「病院は遠かったか」などの労いもあるとよい。また、陪席の心理実習生や学生、研修医がいればこれも必ず紹介する。子どもと家族が着席したら、初診時に行うことを確認する。だいたい30〜60分程度の問診の中で、なぜ来院することとなったのか、いつから問題が起こっているのか、どんな対処をしてきたのか、元気だったときは子どもや家族はどんな生活を送っていたのか教えてほしいと伝える。そして、子どもと家族それぞれで視点が異なるので、別々に話をきく時間を設けることもお願いする。こうした内容を確認しながら、子どもの状態像や親の機能、対処能力を把握し、受診動機や緊急性を把握するのが初診診察の目的となる。

　子どもや家族に声をかける場合、自分のスタイルから逸脱しない範囲内で声の調子やテンポを相手にあわせるとよい。声やテンポの他、子どもの目線に合わせた姿

勢や歓迎する表情など、自分の振る舞いを点検してみる。子どもと家族を労い、悲しみに寄り添い、良い知らせには共に喜ぶ、“今、ここ”にある診察場面の時間や空気を共有するスタンスがよい。聞き手としての力が問われる場面である。話を引き出そうと緊張して構え、沈黙を埋めるかのように話しすぎるような展開は慎むべきである。逆に子どもは緊張し、得られる所見も得られない。沈黙もひとつの所見である。沈黙や拒否に対しても寛容をもって接し、同伴した家族に水を向けるとよい。子どものペースを尊重し無理のない対応を行う。ただし、これは一朝一夕で身につくものではない。焦らず経験を積む中で個々の診療スタイルを醸成すればよい。華道や茶道と同様、自分らしい診察の「型」を作り上げるのには時間がかかるが、その「型」がしっかりすれば、子どもと家族の反応を定点観測できるようになり、貴重な臨床所見が得られる。

　着席した子どもには、来院を労った上で自発的に診察を受ける気分なのかどうかを確かめる。受診自体への抵抗感を話題にすることで、子どもの本音が聞ける場合も少なくない。家族も精神医療の役割を理解しておらず「悪い子だから、お医者さんに治してもらう」と子どもに説明をしている場合や、家族が本人への説明を躊躇しており、なぜ自分が病院に来たのか理解していない場合もある。

　子どもの語りを引き出すには、子どもの視点にチューニングする必要がある。いきなり不登校やインターネット・ゲーム依存など、行動上の問題を指摘することは禁物である。身体の診察で、痛いところはあえて避け、それ以外の場所から触診するのと同じである。土日の様子、放課後の過ごし方、テレビの話、きょうだいの話など、子どもの生活風景が浮かぶ質問をしていく。日頃の子どもと家族の一般的で健康的なあり方を理解した上で、精神的不調における主訴を確認する過程が重要である。一般的な医学診察ではオープンエンドな質問が推奨されるが、子どもの場合は異なる。日常生活に関する具体的な質問からはじめ、わかりやすい言葉を選び診察を進めるのがコツである。低学年で何を答えていいか戸惑っているような場合は、学校の名前、学年、好きな遊び、よく遊ぶ友だちの名前などから会話を始めるのがよいだろう。いきなり病気の話から始めることは好ましくない。ただし、言うまでもないが、子どもとの関係づくりに執心して、診察時間の大半を世間話に費やす真似は避けたい。診療報酬上保証されている子どもの診察時間は60分である。

　駆け出しの精神科医が戸惑いがちな場面についていくつか触れておく。ひとつ

めは子どもの不機嫌と拒否である。不機嫌になり、いらだつ子どもに会うと駆け出しの精神科医は焦りやすい。媚びる、あるいは話をするよう説得を試みる者もいるが、無理をせずその場は引くくらいがよいだろう。受診希望がないのにわざわざ来院してくれたことを労い、睡眠や食欲について尋ねるくらいのスタンスで十分である。初診の一割程度に情報の取りにくい子どもがいるものである。無理をして話を引き出そうとすれば、その緊張感を感じ取って、子どもも動揺してしまう。目配せや頷きを交えて本人の立場に寄り添う態度を示しながら家族の話を聞くようにすれば、診察の中盤からは自発的に思いを語るようになることもしばしばである。

　ふたつめは子どもや家族から得られる情報に中身がない場合である。冗長であったり、寡言であったり、なかなか主訴や主症状に辿り着けず何のための受診かつかめないことが時にある。中身のない話に首肯しながら付き合った結果、あっという間に一時間が経過して何も聞けなかったと項垂れて診察室から戻ってくる実習生がよくいる。このような状況では、子どもや家族にチューニングされた語彙が足りなかったと反省し早めに切り上げるくらいでよい。「伝わってこない」というこちらの苛立ちだけが子どもや家族に伝わって、診察の印象を悪化させる可能性がある。

　3つめは家族からの質問攻めである。子どものこころの不調を前に家族は戸惑い焦って解決策を求めてやってきている。長い待機期間を経てようやくたどり着いたのだから、初診時には児童精神科医への期待が最高潮になっていると思ってよい。名医の助言を期待して、メモを片手にこれまでインターネットなどで収集した情報をもとに矢継ぎ早に質問を繰り出す父親がいる。今日から役立つ具体的な解決策や特効薬はないか、今の子どもは医師の目から見てどう見えるかと問われても、初診時の情報不十分では、経験が浅い医師としては戸惑うばかりだろう。子どもに関する家族の経験値や医学的知識はしばしば初学者の医師のそれを時に凌駕している。中には品定めをするように質問を投げかけて医師の力量を探る家族もいる。医師にとっては決して居心地の良い時間ではないが、「逆にご家族はどう思いますか?」などと返して煙に巻くような態度や余裕がない親を糾弾するような態度では不審を招きかねない。ここはむしろ、上級医がどのように情報提供をするのか尋ねたり、良書や最新の文献にあたって学んだりする良い機会と捉えたい。家族の不安を汲みつつ、答えるだけの知識を持ち合わせていない場合はその旨を伝えて、次回までには可能な範囲でお答えすると保証する余裕が欲しい。予後はあくまで

推測であり、子どもの成長過程から家族と主治医が学んでいくことも多々あることも言い添えると良い。

　4つめは診察時に親子や夫婦での喧嘩がはじまる場合である。誰かが精神科受診を受け入れていないときによく生じる。子どもが怒り出して外来の備品を破壊しようとすることや、病院から飛び出していくこともある。急に過呼吸発作が起こることもある。いったん診察は中止して、外来看護師や精神科ソーシャルワーカーと役割を分担しよう。感情的になってしまった背景にある懸念を尋ね、寄り添うようにするとよい。子どもはその日の気分や疲れにも影響される。待ち時間や空腹、待合室での親子のやり取りが契機になっていることもある。やむない経緯を理解され受容される体験は子どもと家族にとって大切である。中には心理的虐待などが予想され、児童相談所や保健福祉センターとの連携が必要な事例もあるが、主治医をはじめとする医療スタッフからの理解や受容があると支援機関への家族の抵抗は減じる。

主訴を把握する

子どものこころの診療においては親子の主訴の把握が大切である。主訴とは各人（子ども、家族、教員）が最も困っていることである。主観的な苦悩であり、医療・相談機関を求めるニーズでもある。精神科を訪れる子どもや家族からの訴えは複数あり、まとまりなく「とにかく困った」「つらい」とぼんやりしていることも多い。その中でも一番何が大変で医療機関を訪れたのかを共有するとよいだろう。当事者のニーズに応えるためにはこの主訴の把握が欠かせない。最初のうちはうまく説明できない子どもや家族も多いため、繰り返し立ち戻って確認する。子どもの主訴、家族の主訴はそれぞれ異なる。また、家族の主訴には教員など第三者の困惑が紛れていることもある。そのため、それぞれの医療機関に対する要望を整理する。例えば、子どもの主訴は「親がうるさく苛立つ」、家族の主訴は「夫婦間で子どもへの対応が揃わない苛立ち」、教員の主訴は「なかなか登校できない子どもをどうすればよいかわからない」となる。診察によっては、子どもが主訴を語らずに家族だけの主訴の把握で終わる場合もある。家族が自責するあまり話が膠着する場合や、問題に触れることを回避して「学校に言われて来院しただけなので」とぼんやりとしか

語らない場合、困りごとは何も無いかのように子どもの部分的側面ばかりを強調する場合もある。

　子ども自身が困っていることを表現できない場合もある。焦らずにゆっくり関わりたい。家族が子どもの代弁に終始し、医師がそれに話を合わせすぎると、往々にして子どもの困りごとを拾う機会を逸してしまう。家族と分けて面接をして初めて子どもから主訴が語られることもしばしばである。

　なお、主訴は経過によって変遷していく。母親と子どもが同席する面接では父親のことが主訴としてあがるかもしれないし、子ども単独では学校のことが主訴としてあがる場合もある。このような主訴を巡る子どもや家族の語りはそれぞれの関係をあぶりだし、逆に診療のヒントとなる。

　なぜ病院に子どもと家族が訪れたのか、それを共有しないことには曖昧な診察が続いて、正確に診断し、明確な治療方針を立てることができない。しかし主訴の把握ができないこともしばしばである。同席していない父親や教員への不快感や近隣の人々への不平など被害的な内容ばかりが母親から語られる、過去に訪れた医療機関での検査結果や病名、治療過程に対する不満ばかりが話題にあがる、子どもの異常の評価をしきりに求める、といった家族もいる。子どもが生活環境の中でどのように過ごし、何に困っており、どのような対処をしてきたのかは語られず、当事者である子どもの姿がみえなくなる。付き添う親が周囲の問題に囚われ、正常か異常かの二分思考に陥って、子どものこころの変化に頓着していない。そういう場合は、往々にして子ども自身も家族からこころの診療が必要な理由をはっきり告げられておらず、受診動機も不明確である。背景には家族の精神不調や家族同士の関係不調、精神疾患の遺伝負因への不安など、家族が抱える問題が潜んでいる。医師のほうで、焦って筋道だった経過を下手にまとめたり、専門用語で言い換えたりすると、いずれ語れたはずの主訴が患者や家族のこころのうちにとどまり、専門家のお説を拝聴するだけの姿勢に変わってしまいかねない。専門家ぶる不自然な態度はろくな結果をもたらさない。初診の時点で主訴が明確となり、治療が意味ある展開となることは案外難しいものだと心得たい。わからなさ、曖昧さを大切にしつつ、その違和感をしっかりこころの中にとどめておくことが重要である。

　事前に問診票の記載で概ね把握しているはずであっても、再度白紙の状態で子どもや家族に主訴について尋ねるとよい。その際、問診票を読み返しつつ、「ここ

にはこう書いてあるけれど」などと取り調べのような態度をとるのは、診察で得られる情報の広がりを制限してしまうので、よくない。最初の挨拶で関係ができ、すらすらと主訴を話し始められる子どももいるが、不安や緊張が強い子どもの場合は、執拗に尋ねるのは控えて「ご家族からどうして病院に来ることになったか、お話を聞いてもいいかな」「お父さんやお母さんのお話を聞いていて、違うことがあったら話してくれていいし、話したくなったら先生と話そうか」と家族が来院の経緯を代弁することに同意を得る。子どもや母親が話題の中心となることが多いが、なるべく診察室に顔を出している人全員に話を聞いていく。両親のどちらかが話をしたがる場合は、特に陰になった人にも発言を促すよう話を振る。複数の家族と出会うことで治療動機の高い人、子どもの拠り所になる人、子どもの病状に疲弊している人などを把握することができる。早い段階で治療のキーパーソンとなる人を見定めておきたい。

　主訴を把握する際は、子どもの訴えと家族の訴えを万遍なく聞くようにする。子どもから話を聞く大きな目的は精神症状を把握するためであり、親の話は客観的で信頼性のある情報を補完するためにある。子どもと家族に万遍なく話を振り、視線を向けることで、それぞれのこころの中に主訴となる場面が再現され、家庭の様子が診察室の中で明らかになる。

　子どもばかりが次々に診察の主題とは異なる話をして、申し訳なさそうに母親から「私が話をしてもよいのでしょうか?」と尋ねられるときもある。逆に子どもが診察の雰囲気に委縮して母親が子どもの経過を代弁する場面もある。母親の話に耳を傾け過ぎると、子どもは我関せずの状態で退屈そうになっている。母親と子どもが同調しながら苦労を語る一方で、父親が苦虫をかみつぶしたような顔で黙り込んでいる場面などもよくある。双方あるいは三者の情報が大事である。それぞれに話を振りながら、親の話に子どもがどのような態度を取るのか、子どもの話ぶりに親がどのような表情を見せるのか、さらに主治医の頷きや共感の態度、ふとした感想の言葉に子どもや家族がどのような反応をするのか観察していこう。

　このように診察は子どもと家族の同席が基本であるが、子どもが表情を曇らせて親と同席の状態では話しにくそうにしている場合、親の話ぶりに子どもが傷つき感情的な衝突が見て取れる場合、父母の夫婦不和や離婚など子どもに聞かせるには深刻すぎる話題が出る場合などでは、すかさず分離面接を提案して別々にそれ

ぞれの話を聞くとよい。タイミングを逃すと、喧嘩が始まって収拾がつかなくなったり、子どもが傷つき次の診察につながらなくなったりすることもある。子どもや家族はこれまで十分に傷つき、疲弊している。彼らをこれ以上疲弊させないよう注意が必要だ。

　なお、診察開始前に子どもと家族のほうから別々の面接を求めることもある。別々に話をしたい事情の中に治療過程を考えるヒントがある。そこには、親を悲しませたくないという子どもの過度な配慮や、診察終了後の子どもの不機嫌を予測し、腫れ物に触るような親の態度が潜んでいる。このような場面では、子どもと家族がひとつの問題を共有することになぜ不安があるのかを紐解き、それを解消していく方向で支援しよう。子どもと家族別々の面接は時間がかかる一方、得られる情報は同席面接よりも少ない。しかし、焦らず、いずれは双方が同席できるものと想定して、子どもと家族の事情に配慮して診察を進めたい。

　初診時に観察される子どもと家族の雰囲気、関係性は自宅と同様のものなのか、確かめるとよい。繰り返すが、診察室は子どもや家族にとって馴染みのない特殊な場であり、彼らの語りや振る舞いは初診という状況から生じる不安や緊張の影響を受けている可能性がある。背を向け母親の膝に寄り添う態度、消え入るような小さい声、逆に滔々と演説のように自らの経過を喋る様子、深刻な病歴とはそぐわぬ笑顔などが元よりどうだったのか、家庭や学校ではどうなのかを確かめることで、問題となる精神症状を際立たせ、理解することができる。

子どもと家族の全体像を把握する

最後に子どもと家族の「みたて」を行う。みたてとは診断・予後・治療について専門家が述べる意見をひっくるめた言葉である。みたては、難しい専門家の学問的見解よりも、治療においてはるかに重要である。みたての如何によって治療成果は大きく左右される。医師にとって患者との共同作業のスタートラインの設定とも言うべきものである。人の話を聞いて同情するだけであれば誰でもできるが、この「みたて」の作業は精神科医が専門家の立場で行うものである。

　百聞は一見に如かずで、実際子どもに会ってみるだけで診断や治療方針が立つこともある。逆に全体像がつかめずに、腑に落ちる治療方針が打ち出せないこと

もある。主治医の経験値、対話の力、知識といった要素や子どもや家族の混乱の度合いなど、全体像が見えない要因は様々であるが、ある程度経験を積んだ児童精神科医であっても判然としない症例は一定程度存在するものである。診断や治療方針のめどがたったのは初診から何年も経ってからということもある。長期間悩みつつ患者の経過を追い、上級医の助言や症例検討会などを通じて見落としていた視点に気づくこともよくある。

　子どもは場面によって異なる状態をみせる。過酷な状況下で適応を余儀なくされながら生き延びている者もいる。そのような子どもたちは様々な場面に適応するために、異なる顔をもっている。家族の前では不貞腐れて強がっていた中学生が、親が診察室から退去したと同時に居住まいを正し、混乱した家族の中で生きてきたこれまでの葛藤を語ることもある。母親と揃って父親を責め立てていた子どもが、父親と来院したときに母親の前で言えなかった苦労を語ることもある。また、折り紙付きの非行少年が真剣に過去の傷つきと将来の不安を口にする姿は、構えをもって診察に臨む医師にとって意表を突かれる体験だろう。一部の情報だけで解釈を急がず、診察を進める中で、子どもと家族の全体像について常に見直すことが重要である。これには病院というフィールドを出て、様々な場面で子どもとの出会いを重ね経験を積む必要もあるだろう。内に抱えるステレオタイプを常に点検したい。

　部分的な情報だけで、家族病理を特定するようなことは治療の進捗を大幅に遅らせかねない。他職種や若い研修医が部分的な情報をもとに「可哀そうな子」「ひどい親」というステレオタイプな解釈に陥っているときもある。子どものこころの診療医として、このような場面では一歩引いた新たな視点を助言できる余裕を持ちたい。もしも、全体像を見失い治療の方向性も定まらなくなるような場合は、教員に来院してもらったり、訪問看護師から意見を聞いたり、教員を訪ね診察室とは異なる場所で患者と会ったりするとよい。診察室を出て子どもと会うほうが得られる情報は圧倒的に多い。子どもや家族の意外な側面、強化したい健康的な側面がみえることもある。例えば、診察室では居住まいをただしていた子どもの学校での様子を実際見ると、その多動かつ衝動的な振る舞いにこれまでの診断を再考することもある。

　時間経過によってもみたてが変わる。同調的な態度で接する医師には従順であったのが、主治医交替を契機に拒絶的な態度や家族との衝突が頻繁になることも

ある。子どもの問題が収束すると健康さを回復させる家族もあれば、小康を保っていたように見えたものが結婚や死別などにより大きくバランスを崩すこともある。

　子どもと家族の事実を知ることは簡単ではない。現在の問題だけでなく、過去や現在の健康的な面も含め全体に関心を寄せ続けることで、ようやく全体像が把握できる。この子どもや家族は「どのような生き方をしてきたか」、その人たちに「自分はどう関わるべきか」を意識しよう。慎重に全体像を見極め、「一番困っている人」に対して当面どう支援を提供するか考えていく。それは、診療対象である子ども自身である場合もあれば、母親や父親であることもある。

　問題が何か、解決法は何かを問う姿勢ではなく、問題を抱えた人間を理解する姿勢を強調しておきたい。既存の診断基準に沿った評価は当然重要であるが、十分に情報が吟味されない中で子どもと家族の問題を安易な診断評価に落とし込んで解決を急ぐと、大抵の場合は治療方針の再考を迫られる。問題が華々しい場合、治療への焦りが、主治医の目を曇らせてしまうことも少なくない。

　主治医の姿勢は、問題点に単刀直入に切り込むよりもさりげない会話や関わりの積み重ねの中で評価を進め、印象に残る助言をぽつりぽつりと提案できるほうが望ましい。持参した通知表や過去のアルバム、診察室のホワイトボードに書かせた通学の道順や自室の見取り図、家族の食事風景、きょうだいでのゲームや漫画の貸し借りのルール、誕生日での一幕についてのエピソードなど、生活臭の漂う話題は子どもをほっとさせるだろう。映画監督の編集作業に似て、カットの組み合わせで映画を仕上げるように、場面ごとのエピソードを積み上げて子どもと家族のあり方を共有する。複数の視点や情報が加わるほど子どもや家族のあり方は詳細を極める。しかし、主治医が何に焦点を当てるかによって全体像のストーリーは異なってくると知っておこう。例えば、母親と比べて診察室に現れる頻度の少ない父親の視点が忘れられがちである。父親の視点は毎日子どもと接していないが故に客観的であることも多い。子どもと母親が一緒になって「理解のない父親」「関心のない父親」と糾弾したとしても、極力来院を促して父親からみた家族像を聴取したい。母子に引きずられ、陰性感情を抱いて父親を診察室から遠ざけてしまうような振る舞いは避けたい。きょうだいが来院できそうなら会って話が聞けるとよい。送り迎えのために来ただけだからと最初から排除されている父親やきょうだいも時にいるが、声をかけて来院を労う態度は必要である。

家族の風景をイメージできてきたら、そこに登場する家族の性格、関係を把握する。相互評価をそれぞれの立場から聞いてみたい。子どもや家族が使う日常用語でそのあり方を聞いてみると話が広がりやすい。例えば、「典型的なＡ型で几帳面」「末っ子タイプで甘えん坊」などである。家族はお互いの性格や特性の違いになんとか折り合いをつけながら生きている。子どもから母親と父親の関係はどう見えるのか、兄や妹との性格の違いはどうなのか、その中で子どもはどう振舞うのか、時には嬉しそうに、時に苦々しく語られる。また、祖父母が同居している場合は、嫁姑関係の問題や介護負担が語られることもある。発達経過の違いを相談対象の子どもときょうだいとで比較したり、親の生い立ちと子どもの育ちを重ねたりしながら考察が述べられることもある。それらを確かめていく。精緻に子どもと家族の全体像を把握したつもりでも、信仰や精神疾患の家族歴、職業などが隠されている場合もある。両親どちらかの不貞や家族の逮捕歴など家族の恥部と感じていることはなおさら語られない。診察室で把握できることは限られているのだ。年余に渡る治療関係があったとしても、こころのどこかに「わからない」感覚をもっておきたい。

受診経過を整理する

生活の支障となった主訴とそれを生じさせている主症状について話し合いながら、その契機や家族による対処を確認していく。時系列に沿って整理し、元来どのような子どもか、どのような家族か、どのような暮らしを送っていたかを把握する。いわゆる現病歴、生育歴・生活歴の把握である。過去にいくつかの医療機関にかかった経験がある子どもでも、初診はまとまった時間が取れる貴重な機会なので改めて整理をする。そして経過に関する当事者の解釈や医療に対する期待や要望まで聴取できるとよい。

　このような経過の把握の手順は医学生の段階で誰もが習熟する医療面接の段取りと何ら変わりはないものである。しかし、一般診療科と異なる点は大抵の子どもや家族は起承転結を整然と陳述できないところにある。受診動機に至ったごく最近の話題を述べる場合が多いが、時には遥か昔のことを話し始めたり、現在と過去を混同して話したりする場合もある。ひとつのことに拘って冗長に話したり、感

情的であったりすることもあれば、本人や家族の困りごとに不自然なほどに触れないこともある。例えば、数年前に起こったいじめ被害の体験と学校の対応への不満を昨日のことのように激した口調で語る親子もいれば、明らかに拒食症で痩せているにも関わらず、拒食の話題が出ないときもある。年表を整理して持参する家族もいるが、大人が書いた整然とした情報からは、逆に子どもの視点が省かれてしまいかねない。その背景には、家族が抱える問題を直接的に触れてもらいたくない、子どもの反応に過敏になっているなどがある。まずは、ありのままの子どもと家族の話を聞き、子どもや家族の現症を把握し、語りに違和感があればその背景を想像する。

　児童精神科診療だからと殊更強調したくはないが、子どものこれまでの人生の経過は大人のそれと比べて短いうえに、親がかりで生活しているために発達歴・生育歴・生活歴・家族歴の占めるウェイトが大きい。子どもが生まれる以前の家族関係はどうだったのか、子どもはどのような育ちをしてきたのか、社会的場面において子どもはどのような振る舞いをし、家庭での子どもや家族の過ごし方はどうか、家族の慣習や経済状況、信仰はどうなのか、どのような期待があって子どもが生まれてきたのか、始歩・始語など子どもの成長過程や変化をどう見守ってきたのか、親戚や幼稚園・保育園の先生から子どもはどう評価されていたのか、子どもはどのような遊びを好んだのか、仲間の中で困ったときはどのように問題解決してきたのか、家族や地域の行事に子どももしくは家族はどのように参加してきたのか、子どもの学校の成績はどうか、離婚や両親の夫婦不和などがあれば子どもはどのようにそれを理解して対処したのか、子どもは友だちや教員、家族とどんな話題を共有しているのか、などあまねく情報を得ていく。子どもや家族の視点に立ち、その場面をイメージしながら様々な角度からカメラを向けるようにして眺めるとよい。

　さらに子どもから話を引き出したいときは問題行動に焦点づけるのではなく、異なる側面から子どもを立体的に把握するほうがよい。子どもとイメージを共有できていることを確認しながら、ゆっくりと話を広げる。例えば、不登校や登校渋りがある場合は、学校以外の場面での楽しい時間の過ごし方を共に再発見していく。「テレビや漫画を見ているだけ」「ゲームばかりしている」と語った場合にも、その番組名や漫画のタイトル、ゲームのジャンルひとつで印象が変わる。これらをきょうだいとどうシェアしているのか、友だちとはどのように遊ぶのか、両親は子どもの興味

に関心を寄せて一緒に遊ぶのか、など治療者が子どもの生活に関心を向ける姿勢は子どもを安心させる。十分にそのような形で波長を合わせから生まれる信頼感の元に主訴につながる問題点へと視点を向けたい。

話を聞く中で問診票に書かれている病前の様子が「優等生」「明るく元気」などとステレオタイプなもので実情とずれていると知ることもしばしばある。子どもの名前の命名の経緯やそれにこめられた願い、幸せだった時間、本人の元来の性格や気質に苦労した時期、困難を乗り越えた創意工夫など、子どもと家族がうまくいった時期および苦労した時期の情報をまとめ、フィードバックすることは治療的な作業にもなる。過去を振り返る際、特に乳幼児期の印象は母親の陳述による。「子育てが兄よりも大変だった」「育てやすかった」などの具体的な感想を得ることは重要である。生来の気質や性格、発達経過、転居や離婚、家族の病気や単身赴任などの事情も家族から得る情報である。さらに、子どもと家族と共に、子どもにとって最も「輝かしい時期」の話題も取り上げたい。成績、友人関係、学校での部活・委員会、個人的な趣味、習い事や塾など、それなりの成果を出している時期があるはずである。このような病前の生活や社会機能を評価する作業により子どもも家族も客観的にこれまでを振り返ることができる。この作業過程でまだ幼いころを確認することは日頃の生活で行わないことでもあり、子どもにも家族にも有益であることが多い。

子どもには家族のあり方の影響も大きい。家族歴の確認も重要である。家族の年齢、職業、性格、最終学歴、結婚年齢、出産年齢などを確認しながら家族のライフステージを思い描きつつ、ジェノグラムを作成して家族それぞれの関係性をイメージしていく。きょうだい児では成績や友人関係、評判などの本人との差異を確認することも役立つ。双方の祖父母、父母、きょうだい児などせめて三世代に渡る関係は確認したいところである。家族・親戚に精神疾患や重篤もしくは慢性的な身体疾患などがあれば、家族のあり方に大きな影響を及ぼす。家族がそれらにどのように対処してきたのか知っておくと良い。精神疾患による自殺で親戚を亡くした経験から精神医療に不信を覚えていたり、祖母の認知症の介護と仕事の両立で母親が多忙を極め、子どもが孤独を感じていたりなど、家族が抱える疾患を巡って参考となる情報は多い。

子どもが通う学校や生活を送る地域についても尋ねておく。数年同じ地域での

診療を続ければ学校名や住所地を聞いただけで、取り巻く環境や子どもの学力、その周辺地域特有の雰囲気に対して推測が働くものだ。地元の関係が密な下町のような場所なのか、受験ムードが漂うマンション群なのか。子どもと家族が生活する地域や学校をイメージしながら、地域資源との連携を考える。

　なお、生育歴・生活歴・家族歴を語るとき、子どもや家族の主観的な解釈によって経過が歪んだり、曖昧になったりすることがある。例えば、「ニコニコして誰からも愛されるいい子だった」「思春期になって変わってきた」「普通に勉強ができていたのに」「あのときのいじめがトラウマになって」などの語りにはとりわけ注意を払いたい。客観的にはどうだったのか確認する必要がある。ニコニコしているだけで周囲との関わりが乏しく相互的な同世代との関係が築けていない、思春期に差し掛かる時期に家族の不和が生じていた、低学年の頃より受験のプレッシャーになんとか耐えてきたものの、こころの中では破綻が始まっていた、いじめ被害以前から精神不調があったなど、詳しく話を聞く中で見えてくるものだ。「トラウマ」「思春期」「普通」という言葉では子どものあり方がイメージできないことに気づくべきである。家族の述べる抽象的な表現を鵜呑みにして、治療者の主観に基づき子どもや家族をイメージすると、誤ったみたてや見当違いの治療方針に陥らないとも限らない。子どもや家族の語る言葉の意味やその背景を十分吟味しながら話を聞く。

　なお、子どもの経過を評価するには認知・運動・情緒面の一般的な発達経過に対する知識も必要である。家族歴・生育歴を評価するには、家族の若かりし頃から子どもの現在に至るまでの流行や話題が共有できる常識人であることも求められる。語られる話題に興味を持って耳を傾け、時には調べるなどして、常識をアップデートしておくべきだろう。病気や治療の話だけでなく、家族の世間話や子どもの世界の話題を楽しく共有できる話しやすい医師でありたい。

　以上、子どもや家族と初診の場面で出会う際の留意点を述べた。児童精神科診療は一般精神科診療よりも比較的長めの診察時間が確保できるとはいえ、限られた時間の中でうまく子どもや家族と関係を作りみたてと治療方針立案に必要な情報を得るにはそれなりのトレーニングを積む必要がある。許可を得たうえで診察場面を記録するなどして自らの診察風景を吟味し上級医からスーパーバイズを受けたり、上級医の陪席から学んだりなど、地道な努力で診療技術の向上を目指してほしい。

第3章 子どもの初期治療

主訴を特定し大まかな経過を把握したら、次に医療が子どもと家族に対してできるのは何かを考えていく。初期治療にあたってはみたてと方針が重要である。そのみたてと方針が常に見直されるべきであるのは言うまでもない。みたてと方針が曖昧な治療は見直しもままならず、方向性も定まらないため迷走しやすい。治療のスタートラインに子どもや家族と一緒に立つのが大事であり、主治医だけが先走っても意味がない。

安心で安全な時間を保証する

主訴や経過がある程度把握でき、その問題がなぜ生じたかを考える場合、子どもにとってその時間は時に糾弾されるような苦しい時間になるかもしれない。主訴にまつわる精神科的問題について話し合う権利が本人にあることをまず確認する。子どもの主訴、家族の主訴、全体の経過をわかりやすくまとめて共感と労いの言葉を伝えた上で「さて、どんなふうに話し合おうか」と進行の仕方を子どもに尋ねるとよい。子どもだけで話す時間を設定するか、いったん本人に席を外してもらい、その間に家族から話を補足してもらってよいか、子どもに尋ねる。これは事前に問診票などを通して診察をはじめる前に確認しておいても構わない。

　また、子どもが主治医にこれ以上話すことを望まない場合もある。このようなときは家族と主治医が話すことになるのだが、診察の退屈さに飽きてしまい退屈して苛立ったり、自分に関する話を聞きたくなくて診察室を離れたり、逆に不安で家族からべったりとくっついて離れないなど反応は様々である。どのような態度でも許容し抱えられる雰囲気を作りたい。医師に遠慮して落ち着かない子どもを叱る親も

いるが、さりげなく間に立つとよい。

　家族と話す間も子どもが同席を希望する場合、折り紙やホワイトボードへのお絵かき、持参したポータブルゲームの使用など、子どもが寛げる遊びを保証する。その際、視線の端には子どもを置いて観察を続ける。家族の話にまったく関心を示さずにゲームに没頭するのか、描き上げた絵をひとつひとつ見せて賞賛を求めて話を中断させるのか、診察中に涙する母親に遊びを中断してティッシュを手渡すのか。子どもに安心で安全な時間を与えることで、直接話すより有益な情報が得られることもある。

　なお、安心を保証するために、診察はあと何分程度で終わるのか、話が終わったら何ができるのかを伝えておくとよい。特に神経発達症の子どもたちは時間感覚が曖昧で、事前に見通しが立たないと混乱することがある。60分タイマーや15分砂時計などを使い、区切りのよい時間を明示することがある。「最初に挨拶、次におうちと学校で困っていることをご家族からお話を聞いたら、ここで遊んで待っていて」「終わったら机の上のお菓子をひとつだけ持っていっていいよ」などと伝える。診察の起承転結を示すマグネットボードなどがあってもよい。

緊急性を評価する

緊急に診療を求めてきた場合には、経過を把握してから、「なぜ緊急予約枠を利用して本日受診したのか」「学校や児童相談所ではなく、医療を求めてきた理由は何なのか」を尋ね、求められている緊急性を把握する。特に自殺企図や暴力のリスクは十分評価する。身体不調や不登校など表面的な問題が明らかになっても、その背後に語られにくい問題が横たわっている場合がある。自傷行為や希死念慮などの自殺関連事象、虐待などの逆境的生育環境による苦痛、子どもの家庭内暴力や金銭要求など支配─被支配関係、性別違和などを背景にした周囲からの孤立などが挙げられよう。

　往々にして緊急性のある重度の問題のほうが語られない。援助を求める習慣がない、援助を求めても助けてもらえた経験に乏しいため端から援助を諦めている、信頼関係を築くのが元々苦手など、援助希求能力の問題をめぐる様々な背景がある。「他にも困っていることがありそうだが」「それだけ大変であれば、もしかして

死にたいと思うような場面はあるか」等、主訴や現在症から想像される危機的状況への評価を積極的に行いたい。自殺企図のリスクとなる孤立感、抑うつ症状、衝動性について一律で問診票などを用いて初診時にスクリーニングするとよい。性別違和、被害体験の有無、精神病症状の有無なども自発的には語られにくいが、重症度・緊急性を判断する上で重要な情報となる。

　緊急性の評価に関しては、医師の身体診察も重要である。自傷痕やるい瘦の確認のためにできれば看護師同伴で身体所見を取り、必要に応じて血液検査や心電図などの検査も追加したい。身体診察による関与は、言葉で伝える以上に医師の意図する緊急性が子どもや家族に伝わる。また、症状出現の経過が明らかに心因性とわかるものであっても、きちんと身体所見を取るとよい。医学的評価に対する真摯で誠意ある態度があったほうが、子どもや家族は医師のみたてを受け入れやすい。

　主症状が困難を極めるものほど、また家族の対処行動が子どもの状態に沿ったものでないほど、子どもと家族は余裕をなくし悪循環に陥っていることが多い。このような場合、家族や福祉機関、小児科医療機関が入院の判断を求めて緊急受診を希望することもある。精神科医が入院を決断するのは主に、拒食による極端な低栄養によって身体に危機が迫っている場合や自傷他害のおそれが高まっている場合である。ただし、自傷行為や食行動異常、暴力行為の背景を十分把握せず、子どもと治療の目的が共有できないまま入院させるようだと、治療も難航することが多い。子どもの人権から考えても、任意入院もしくは子どもが納得した上での医療保護入院が優先されるべきである。子どもの精神科入院治療が可能な医療資源も限られているため、判断は慎重に。

　なお、自殺企図や家庭内外の暴力の恐れが切迫している場合は、警察や精神保健福祉センターと連携の上、成人精神医療機関も含めた緊急対応を迷わず検討しよう。緊急度を見極め、外来での対話と見守りと強制力のある介入とをいかに使い分けるかが重要である。

評価を共有する

診察にあたっては、子どもや家族が気づいていない、もしくは語ることを無意識に避けている問題が多く存在することに注意が必要だ。子どもや家族は戸惑いなが

ら、よくわからないまま、現状に留まっていることが多い。例えば、強迫的ともいえる几帳面さや慎重さが優等生的な評価の下に見過ごされていたり、気ままな生活態度や脈絡のない突発的な不機嫌や苛立ちについては怠惰やわがままと扱われ、思春期の一時的な問題と解釈されて放置されたりしている。これを医療的な視点で整理しなおし、家族と共有する作業が必要である。一通りの診察を終えたら、最初の出会いから診察を終えるまでの診療のあり方をホワイトボードに主治医の理解を示すなどしながら、できれば家族とともに振り返る。診察の感想や、よくあることだが最初の訴えから診察の終了までの間に話題が変遷していった理由を尋ねてもよい。例えば「最初はずいぶん不機嫌そうだったが、いったい何だったのだろうか」といった問いかけでもよい。鑑別診断や治療方針を考えながら、ひと息入れつつ全体を見直す。この時点で、自身の疲労や感情についても吟味したい。母親が話すばかりで進行がスムーズにいかなかったことへの苛立ちであったり、子どもの拒絶にあって沈黙に伴う気まずさであったり、自らの診察態度を見直し、子どもや家族の反応の仕方の意味について考える機会となる。

　その後に子どもと家族と共有すべき要点は、1）主訴と主症状、2）病前の社会機能・家族背景、3）主訴および主症状を生じた契機、4）子どもと家族の過去の対処行動、5）実践可能な対処行動、6）暫定診断、7）治療・検査・支援方針、8）利用可能な地域資源、の8つである。

　主訴については前章で詳しく述べたが、治療方針の共有の際には主治医が把握した主訴が正しいかをまずは確認する。

　次に主症状を確認する。子どもの主症状は行動面や対人関係の変化、身体愁訴が中心である。不登校、家庭内暴力、性化行動、耐えがたい疼痛、食思不振などの行動面、身体面の諸症状であらわれやすい。一定の範囲内の痛みや不安、気分の沈みといった症状は正常な状態であっても体験するものだが、主訴となるような困難を引き起こしている症状を主症状と見て、子どもと家族に伝える。主症状は子ども自身が苦痛に感じている症状で、それが受診の動機になったものであり、なおかつ精神障害の診断を反映するものである。現病歴はその主症状の推移を指す。いつ主症状がはじまり、どのような対処がなされて、悪循環を辿って医療機関に至ったのかという経過のことである。これは一般診療科の現病歴の考え方と同じである。

　これを医師と子どもと家族が共有することで治療目標ができあがる。例えば、怒

りのコントロールの困難が主症状なのであれば"間欠爆発症"などの診断につなが
るであろうし、不安緊張が主症状なのであれば"不安症"などの診断につながるは
ずである。緊急性や重要度が高いものから順に、多くてもせいぜい5項目程度で
あろう。主症状の特定が曖昧なままでは、正確な診断は下せず、明確な治療方針
も立てられない。

　加えて、元々はどんな子どもでどんな家族だったのかという病前の社会機能・家
族背景を子どもや家族と共有することは重要である。次回以降の確認事項として、
アルバムや卒業文集、通知表などを持参してもらうこともある。病歴が長い場合な
ど、不調後こそが本人の真の姿であるかのような報告がなされがちである。性格や
発達特性は、悪循環を繰り返した結果、欠点ばかりが強調されて語られることにな
りかねない。バイアスを排除しながら、過去に根差し現在に至る経過を子どもや
家族と一緒に確認する必要がある。精神科治療に子どもを別人に変える魔法のよ
うな効果を期待する家族もいる。そうではなく、病前の機能を回復させ、成長を促
すものだと認識してもらい、現実的な方針を共有することがねらいである。どんな
に困難を抱えた子どもでも、病前は家庭や学校の中でそれなりに機能していたは
ずであろう。頑固で融通が利かず家族とつねに衝突していても、かつては学校な
どでその慎重さと几帳面さが評価され、周囲と衝突せずやっていたということが
往々にしてあるものだ。

　次に主訴・主症状を生じた契機とその周辺について話し合う。受験の失敗やい
じめ、入学後の不適応、父母の離婚など主訴・主症状を生じた契機が明らかなこと
もあれば、慢性的な経過や複数の傷つき体験が重なる中でどこからが不調な契機
なのか明らかにならないときもある。契機とその周辺を丁寧に評価し、子どもや家
族がその契機についてどのように理解をしているのかを知ることは参考になる。こ
こで重要なのは、主訴・主症状が生じた契機の解釈を医師側から安易に行わない
ことである。病状を生じる背景は複数あり、ひとつだけの契機に原因を求めると、
治療は迷走しやすい。医師の解釈を鵜呑みにしたまま迷走するか、解釈に不信を
感じて外来を中断するか、いずれにせよ、ろくな結末にはならない。医師の解釈が
先行しないよう注意を払いながら、主訴・主症状が生じた時期にどのような生活の
変化があったのか、今一度子どもや家族と振り返ると、気づくことも多い。精神医
療機関を訪れる子どもは、変調が重なる中で、苦痛が限界を迎え、追い詰められて

主症状を生じると考えて、対応する。

　子どもと家族は医療機関に至るまでに様々な対処行動をとっている。対処行動とは精神医療関係者のあいだではコーピング（Coping）とも呼ばれる。有益なコーピングスタイルとしては1）楽観的であること、2）現実的な課題や問題を優先して処理できること、3）柔軟性があり融通が利くこと、4）円滑に周囲と連携ができること、5）感情的にならないこと、などがあげられる。有害なコーピングスタイルとしては1）自己完結的に問題を背負い込むこと、2）柔軟性・寛容さがないこと、3）自分の体面や意見に固執すること、4）自省する余裕がないこと、5）責任を回避すること、などがあげられる。

　受診に至るまでの間に子どもと家族はあたかも問題がないかのように平静を装って外向きの生活を続けてきたかもしれないし、あちこちの相談機関で相談しては、思ったような結果が得られず、失望を繰り返してきたかもしれない。困難に陥った子どもの気持ちに寄り添いながら複数の相談機関の支援を得て初診時に回復の方向性を探る体制を整えている家族は、回復力が高いと評価できる。一方、子どもの不調を受け止められずに学校に責任転嫁して糾弾し、子どもの変調にまつわる代理戦争を続けている場合、父母が夫婦間で責任を押し付けあった挙句に当の子どもは蚊帳の外になっているような場合には、家族への支援という視点がなければ回復に導くことは難しい。これまでの対処行動の経過をきちんと把握することが大事である。教育機関・福祉機関・警察・フリースペース・家族の友人・恋人・宗教関係の知人など相談先は様々である。主治医はこのような機関と情報交換を行いつつ、どのような対処行動をとる傾向があった人たちなのかを探りたい。その後の方針立案、助言の上で非常に重要な情報が得られる。

　その上で、初診時点での診断を伝える。吃音症、夜尿症、チック症といった診断は子どもに目に見えて起こっている症状を指すものであり、誤解は生じにくい。しかし神経発達症、うつ病などは、多くの人が診断名こそ知っていても想起するイメージは多様である。子どもや家族が診断名に偏見を持っており、誤解が生じることもある。子どもや家族が積極的に診断や治療を求めているのか、病名に偏見を持っていないかを把握し、診断を伝えたい。診断の意義や価値については、特に十分話し合うべきである。

　子どもに診断を伝える際には、これまでの経過を辿り共有する過程で、本人が参

加して治療について理解しようとしているかが重要である。そうした姿勢があると、その後は良い方向に展開しやすい。なお、その際は、家族同席の上で、ホワイトボードなどを用いて疾患の成り立ちなどを図示するなど工夫して、子どもにわかる言葉で伝えたい。また、経過や成長によって変化するため、診断はあくまで暫定的なものであることを言い添えるとよい。

　診断は操作的診断に基づいて行われるのが原則である。重要なのは、主治医が提案する治療に対して妥当性のある診断であると子どもと家族が納得できることである。まれではあるが、初診時治療計画書の診断欄に不登校だけ記されている、長い間抑うつ状態としか主治医から知らされていない、といった場合がある。初診時点では不明確なことも多々あるため、診断を付与できない場合も確かにあるが、長い期間にわたって曖昧な診断を伝えるようなことは避けたい。

　治療方針は誤解を生まないようわかりやすく伝える。例えば、適応障害の場合、「適応障害と診断される人の特徴は、ひとつの出来事をくよくよと長いこと悩み続ける反芻というストレス対処の癖にあります。まずは今のストレスから離れ、将来的には『まあ、いいか』の達人になることを目標に一緒に話し合っていきましょうか」とかみ砕く。「うつ病とはこころ（≒脳）に持続的に負担がかかることで生じる疲労によって起こるものだから、良質な睡眠の確保と生活リズムの維持がその変調の回復には必要です」などとたとえてみるのもよい。

　子どもや家族が取り組めることも提案するとよい。受け身な治療参加よりも、当事者として取り組めるものがあったほうが張り合いになる。今日から次回の外来までの宿題を出すような感覚で、課題を明確にして具体的な助言をする。なお、差し迫って解決したい症状があり、当事者の求めが強いのであれば薬物療法を提案することもある。

　2018年の診療報酬改定以降、児童精神科領域の診療では初診時の加算を算定する場合、診療計画書を子どもと家族に提示する必要があるとされている。そこで、規定の書式に則って、主訴、主症状、および診断とともに本人の特性に沿った環境設定や養育方針の助言、精神療法と薬物療法、身体検査および心理検査について説明を行うとよいだろう。このように方針を明確にすることは、大切である。子どもや家族にとっては、今後医療機関で何ができるのか、自らの治療の選択肢は何なのかを知ることができる。治療を選択する権利を子どもに与えることに

もつながる。治療者にとっても、何がわかっていて、何がわからないのか、考えを整理する機会となる。ただし、初診の時点で子どもと家族との十分な関係が作れていないと感じた場合は、介入的・指示的な方針決定は差し控え、問題点を引き続き把握させてほしいと提案し、次回の再来でまた問題を整理していける旨を伝えるにとどめる慎重さもときに必要である。当事者や家族を焦らせないよう配慮しよう。

　主治医が提供する治療方針の他に、利用可能な地域資源を確認しておく。それぞれの地域での支援、あるいはこれまでに諸機関を訪れたときの主訴、対応、指導の諸注意などを、もう一度「おさらい」したい。これまでを振り返って、子どもや家族の強みとなる対処行動を確認し、医療機関としてすべきではないことを吟味する中で、解決の糸口が見いだせることも多い。これまでに関わった福祉機関や教育機関は必ず特定しておきたい。教員や児童相談所の担当者の名前をあらかじめ尋ねておくと後々の連携に役立つ。医療機関が福祉機関や教育機関と連携しながら子どもを支えることを家族は大抵想定していない。医師が教員に会ってみたいと申し出て驚かれることもたびたびある。家族には名刺を託し、教員や福祉機関の担当者に渡してもらうようお願いするとよいだろう。子どもと家族の許可さえあれば、教員や養護教諭が担当医と連絡をとってもよいこと、診察の同席も可能であることを伝えると、安心する家族も多い。非行や家庭内暴力など素行症に関連する問題については、警察の心理相談窓口や少年鑑別所の法務少年相談センターなどとも連携していくと良いこと、社交不安症などのため家庭に引きこもりがちで定期的な医療機関との接点が持ちにくい場合は、訪問看護ステーションの利用やひきこもり支援機関などの利用についても助言する。医療受診を契機に、担当医が旗振り役となって子どもと家族の応援団をつくるイメージである。

　医療機関、教育機関、福祉機関、司法機関がそれぞれ連携を取り合い、情報を共有できるようになれば、問題解決を焦る状況も緩和され、子どもを理解し支援する方向へ自ずと流れが傾くものである。例えば、過食嘔吐や常習的な万引きを主症状として来院した女子事例で、連携機関の情報交換によって父親から母親へのドメスティックバイオレンスや認知症の祖母の介護負担などが明らかになることもある。そうなれば、児童相談所や地域福祉からの介入こそが解決の糸口となる。

初診を終える

以上のような説明を終えたら、次回の予約や心理検査の予約を取って間を図りつつ、そろそろ診察が終了する旨を伝える。予約は緊急性が高い事例の場合、数日後から1週間後に、それ以外の場合でも2週間～1か月以内で再診とする。多少なりとも大げさに扱うほうが、子どもにも現在の深刻さが伝わるだろう。不安緊張が強く、受診に抵抗がある場合、無理な再来受診は控えるよう伝えたい。焦る家族と病状のために外出できない子どもとの衝突が医療受診を巡って生じることがある。疾患によって配慮は異なる。

　最後に今までのことで質問はないかとの確かめを怠らないように。診察を終えての疲労感や診察を通して感じた感想などを聞くのもよい。意外なことを聞いてきて驚かされることもある。「先生の生きがいってなんでしょうか」と尋ねる子どもや「先生がこの病気にかかったとしたらどうしていますか?」と尋ねてくる家族もいる。堅苦しい説明よりも、目の前の医師がどんな人でどんな対処を日頃行っているのかを確かめたいのだ。そればかりか、今日明日で自分はいったいどのように対応したらいいのか、という切実な悩みでもある。医師自身の実践や経験から語られる言葉ならば、信じられるという人もいるだろう。

　いずれにせよ、診察を終える際のホッと安堵するようなひとときが欲しい。子どもの緊張や疲れを労う意味で、持ち帰ることができる飴玉やチョコレートを診察室に置くのもいいだろう。診察室の外まで出て、笑顔で手を振って見送るのでもよい。

　診察を終えたら、記憶や印象が新鮮なうちに経過やみたて、方針をカルテにまとめたい。子どもと対座した瞬間の印象としばらく時間を経て思い出したそれとでは異なることも多い。可能であれば、初診後に上級医などとミニカンファレンスを行い、どのような子どもと家族であったのか吟味する時間をとった上でまとめるほうが良いだろう。治療方針に加え、この先憂慮すること、予想される展開、病理を形成する背景の予想といったその時点でのみたても記しておく。特に、子どもの自殺や暴力等の事件性への予測は欠かせない。治療遵守(アドヒアランス)はどうか、家族や地域の支援は期待できるのか、今後長期化するのか、入院が必要になるのかどうか、なども記載するとよい。こうした予想が過剰な憂慮であったのかどうかは振り返るときにわかるものであり、それも後々の診療に役立つ。

再来以降の治療に抵抗がある場合

　近頃は、神経発達症や不登校・ひきこもりの問題がメディアに取り上げられるようになって児童精神科医療が一般的にも知られるようになってきた。とはいえ、今でも時折、「児童精神科という名前には抵抗があり、人目も気になるので通いたくない」といった意見を耳にする。電車を乗り継ぎ、病院の受付・待合いにたどり着くだけで相当の緊張を伴う子や、症状の自覚はあるものの精神疾患に罹患した自分を卑下しその罪悪感から問題を直視できない子、初診で問題が霧消しないことに苛立ちと失望を感じその後の受診を拒否する子、不登校やインターネット・ゲーム依存の状態を責められると感じて抵抗する子など、継続した診療が困難な例も多い。筆者の外来を受診する10代の初診患者の約4割は非自発的な受診である。主治医は再来受診に固執しないことである。

　ただし、具体的な通院経路、時間等を工夫すれば問題解決を図れることもある。例えば、同年齢集団や仲間に通院経路で偶然に会うのを恐れているならば、通院時間を工夫したり、慣れるまでは駐車場の一角で会ったり、廊下での会釈程度の挨拶を交わすのみにとどめるといった工夫もあろう。

　しばらくの間は親だけの受診を許容するという方法もある。子どもが受診をしないからといって相談を退けることはせず、まずは親を労い、信頼関係を築く。母親だけが来院しているとすれば、父親の来院も促す。精神医療自体を否認していると聞く父親でも、実際に会って話してみると、印象が覆り、協力的な関係を築けるときもある。父親の態度が変容することで、子どもが外来に現れるようになる事態も経験する。家族の了承を得て、子どもへのメッセージを絵ハガキなどに書いて家族に託したり、名刺を渡してメールアドレスにメールをするよう促したりといった方法もある。自宅での不自由や苦痛があれば伝えてほしいこと、不安や苦痛を軽減する用意があることなどをメッセージには記すとよいだろう。

　薬物療法にはこだわらない。本人の来院が長く途絶えれば当然処方はできないが、それをもって終診とするような極端な決断や延々と家族に薬を託すような対応は避けたい。支援機関のひとつとして緩やかにつながり、他の福祉・教育機関の支援にも期待していきたい。

薬物療法

非常に強い不安や焦燥感があり親子が苦しんでいる場合、鎮静のための抗精神病薬など薬物療法を初回から検討することはありうる。ただし、不安や抑うつなどに対する抗うつ薬、多動不注意に対する抗多動薬、チック症・トゥレット症候群に対する抗精神病薬を初回から提案することは通常の場合ない。

2023年の時点で、自閉スペクトラム症に対する2種類の抗精神病薬と1種類の睡眠薬、統合失調症に対する1種類の抗精神病薬、強迫症に対する1種類の抗うつ薬、注意欠如多動症に対する2種類の中枢神経刺激薬と2種類の非中枢神経刺激薬が児童青年期の薬物療法として承認を得られているのみである。それ以外はすべて適応外使用になると心得て、使用するときは十分な説明と同意が必要である。親子が薬物療法に不安を抱いているときは、特に慎重に行う。説得して使うものではない。たとえ幼児であっても、処方に際しては何のためにこの薬を使うのか説明する姿勢が必要である。

親だけが漫然と薬を取りに来る状況を常態化させてはいけない。一方で、薬の管理は高校生であっても原則的には親がすべきである。服薬中断があれば、いったん処方を止める。

薬物療法はあくまで対症療法であり、怪我を負ったときの杖のようなものである。子どもの成長過程や精神療法による対処行動の効果や気づきによって、薬物療法を卒業できることを目指そう。例外は統合失調症や双極症の場合である。なお、ベンゾジアゼピンなどの不眠時や不安時における頓用は極力避けたい。認知行動療法的に言えば、頓用薬の使用は回避につながり対処行動を向上させない。むろん、依存性の懸念もある。

診療経過の記録

診療経過をまとめ、診療録に残すことは後々に方針を見直す際に有用である。問題が起こったときに医師の身を守ることにもつながる。

ただし、カルテ記載を優先するあまり、子どもと家族との対話がおろそかになってはならないのは言うまでもない。残念ながら、電子カルテが一般の診療場面に

導入されるようになってから、これが顕著にみられる。電子カルテの入力に躍起になる者や、陪席の際に子どもや家族、上級医が話した言葉の打ち込みに専心している若手医師が後を絶たない。このような態度では取り調べのような診察となって、話を聞いてもらえた実感が湧かず、親子を憤慨させかねない。

　診療録は主治医のこころの中にあり、重要な情報は記憶として残り蘇るものだと述べて記録しないことを診療スタイルとした精神分析医がかつていたと聞く。これはあまりにも極端な例だが、子どもと対話をするときはそれに専念し、記録はあとでしっかり行うことを勧める。印象に残ったことを経過として整理しまとめることと、診療の最中に語られた言葉や気づいた様子をありのままに診療録上に残しておくことを両立させたい。ただし、子どもや家族の陳述だけが記録され、主治医の主観が一切排除された調書のようなものは参考にならない。精神科診察においては、子どもや家族の言葉や振る舞いが主治医の目にどのように映ったのかも重要な情報である。治療者側、当事者側双方が納得できる記録でありたい。子どもや家族への批判や医師の主観に偏った内容では、後々の診療に役立たないばかりか、情報公開の際に当事者の失望を買うことになる。後に「見られる」ことも意識しながら説得力のある記載をこころがけ適切な言葉を探し続けることで、自らの主観を客観視する契機になる。自ずと診療の質も向上するはずである。

　主治医の印象はしばらく時間が経つとこころの中で変化してしまう。多忙な日々の中で一日もすれば思い出せなくなっていることもあるだろう。記憶の鮮度が落ちないうちに、家族背景、生育歴・発達歴・生活歴・現病歴・現在症・みたて程度の記載をすべきである。初診のまとめを記載する際は冗長を避け、A4用紙1枚以内と制約をしつつまとめるとよい。情報は取れたてがよく、時間が経過すると視点がずれやすいことも念頭に置き、余程のことがない限り翌日まで持ち越さない。患者家族のありようと自らのこころの描写をこまめに残しておくと、後の重要な気づきにつながる。

　重要なのは子どもや家族についてイメージできる記載を残すことである。例えば、主訴はありのままに「学校に行かないで困る（母親）」「人から変な目で見られて馬鹿にされている気がして落ち着かない（本人）」とする。逐語が延々続くような記録ではその情景が浮かびづらいため、ところどころに担当医の心情やみたての記載をはさむなどの工夫もよい。子どもや家族の許可があれば、インスタントカメラやデジタル

カメラ、ビデオを用いて初診時の子どもと家族の写真、待ちあいコーナーで描いた落書き、折り紙やブロックといった作品を記録に残すことも役立つ。数年たって再来院したときに、「昔はこんなだったけど覚えているだろうか」と映像を見せるだけで、子どもや家族の中で過去と現在がつながることもある。こうしたメディア記録についても、当時の医師のコメントが残ればなおよい。このように臨場感のある診療録は後々役立つ。

　医師のコメントには五感でとらえた主観を記す。「緊急診察を依頼されたが、そこまで急を要する話ではなく」「明るく振舞う子どもや家族のあり方とは裏腹に、経過は重症に思えた」「健気さと不憫さを感じた」「母親は腫れものにさわるような感じで子どもに向けた言葉を選んでいる」などである。逆に「多弁多動」「両価的」「浅薄」「年齢相応の礼容」「不穏」「休養と支持的精神療法を中心とする治療方針」など語っているようで何も語っていない表現は慎みたい。同じ職場や職種、仲間内の言葉の頻用がもたらすこうした語彙の貧困は、子どもや家族に対するみたてを周囲と共有する際に支障をきたし、致命的な事態をも招く。病歴や現在症を適切な言葉に移し替える作業は、観察眼を研鑽し、治療観を磨くことにもつながる。要求水準が高い親から得た情報や被害的な心性を持った子どもから語られる教員や家庭の話を果たして鵜呑みにできるのか、リアリティを覚えるのか、専門家として判断しながら記載していきたい。

　なお、病状の重症度や治療経過を評価するのに患者報告式の評価尺度など客観的指標を用いることは重要であるが、一般診療科のカルテのように数値が羅列するような記録では、当然イメージを共有できない。「どのような親子」だったのか、十分自分の中で吟味して子どもと家族のあり方を記したい。症例検討などで他者にそのイメージが伝わるかどうかがひとつの目安であろう。以下に症例の記載の一例を示す。

　　平均的な体型で銀縁の眼鏡に真面目そうな地味な服装。寡言で質問に対して返答は概して遅く、それもしきりに考えたあげくに、答えが引き出せないふうである。視線は避けがちであるが、まったくの回避はない。終始照れたような気弱な笑いを浮かべ、斜め前方を見て、言葉を探しながら戸惑いを呈した。腫れものにさわるような圧迫を感じる。繰り返し、「小さなことが気になって集中

できない、楽しむべきときに楽しめないのが苦痛だ」と言い、頻回に膝に置いた手で膝をつかみ直した。何か言いたそうに考えこんだりもするが、待っても続かない。困り感や焦燥感は伝わるものの、具体的な例示はできず、抽象度に富む訴えとのギャップを感じる。うまく表現できない名状しがたい困り感がある。父親はスーツ姿で落ち着いた人柄。声音も明瞭で能弁に語り存在感がある。子ども本人の詳細を把握しているが、弟と比べて「はっきりしない」寡言な子どもとみなしている。体罰をする印象は乏しい。母親は仕事のために来院できないと言うが、子ども本人が同伴を避けている。一見は思考を集中しているように映るが、こころ模様を直截に表現した言葉が見いだせないままで、実際の会話は停止して、円滑さが欠けてしまう。対話の成立しづらさは思考障害の一種のように見える。また、ここのところ他者配慮ができにくくなっているようである。名状しがたい不安困惑気分に包まれ、漠とした被注察感があるように感じる。これが自室を閉め切って部屋に籠る理由であろう。長編小説を書いているという逸話は精一杯の一念発起にみえる。

　以上、初回診察の際の診断や治療方針の共有について、次回の診療につなげるまでの留意点を述べた。再診以降は各論で述べるような児童青年期特有の課題について、子どもや家族に情報提供をしながら治療を考えていくことになる。治療方針がうまくいかなければ、初診に立ち戻って主治医が見落としている点を点検し、みたてや治療方針を立てなおしていくことの繰り返しとなる。自身の治療の盲点に気づくには症例検討も重要である。巻末には症例検討を提出する際の要点も記載したので参考にしていただきたい。

第4章 | 子どもの入院治療

病院や病棟の性格に応じて経験できる疾患群は偏りがちであるし、入院治療期間も様々である。しかし入院治療施設に共通するのは、病気に傷つき疲弊した子どもを家族や地域から生活ごといったん引き受け、児童精神科医、精神科看護師、ソーシャルワーカー、精神科作業療法士、保育士、臨床心理士、院内学級の教員たちが知恵を出し合いながら、子どもたちに時間と労力をプレゼントする役割を担っているということだ。次々に出てくる様々な症状に応じながら、子どもを理解し信頼関係を築いて不安や恐怖を和らげ、対話を続ける。その濃密な時間はその後の子どもの安定に大きく寄与する。児童精神科医の仕事の中心は外来診療であり、入院治療とは縁遠い者もいるだろう。しかしながら、これから、あるいは改めて児童精神医療を学ぼうと考えている小児科医・精神科医には最低でも1年間、可能であれば2年間はじっくりと入院治療の経験を積むことを勧めたい。

子どもに寄り添う

子どもの入院治療は子どもと家族がどれだけ入院治療に納得しているかによって、その成否が左右される。入院前の子どもと保護者の気持ちは必ずしも一致していない。例えば、強迫症状やゲーム症に伴う不機嫌に巻き込まれて疲弊した家族が一縷の望みを託し入院を依頼してきても、当の子どもは病識に乏しく、家族の気持ちを慮る余裕もなく、見知らぬ環境での生活に不安を覚えて入院治療に同意できない。逆に、子どもが入院環境下で自らの症状に向き合うと決意しても、家族が協力的でなく、一番関係を調整したい父親もしくは母親が病棟に一度も顔を見せないなどの展開もある。経過を見ながら、どのような状況を限界とし、誰をキーパーソン

にして入院を強く勧めるべきか、子どもと家族の関係性を探りながら見極めるプロセスが必要になる。必要であれば、両親以外にも祖父母、教員など複数の大人の意見を取り入れて入院治療の合意が取れるように導きたい。子どもと家族双方の気持ちを近づけるプロセスが必要である。これが不十分だと、行動制限を課す際のリスクが飛躍的に高まり、何かの拍子に著しい拒否も生じやすい。いったん退院して仕切り直しを図らざるを得なくなることすらある。たとえ地域から入院依頼があっても、子どもと家族との合意形成なしに初診即入院という展開は避けたい。もちろん、神経性やせ症で重篤な身体的危機にある場合や精神病症状が活発になって自傷他害の恐れが切迫しているような場合は例外である。こうした例外を除けば、なぜ入院が必要と言われているのか、入院で回復すべき病状は何なのか、最低限どうなって退院してきてほしいと家族や地域が望んでいるのか、といった点について、子どもと家族と主治医で十分共有していこう。子ども自身の同意が重要であることから、小学校高学年以上では任意入院を目標とする。医療保護入院による強制的治療が必要と判断される場合であっても、子どもと家族が共に治療方針を説明されて理解するプロセスは欠かせない。入院治療は基本的に安全を保障するものだが、一方で不自由の多い環境を子どもに強いることになる。導入の時点で、子どもの面目をたて、その権利を守らんとする主治医の姿勢は子どもにも伝わる。治療上の信頼関係構築に不可欠と思ってほしい。

　入院前の病棟見学も欠かせない。主治医と看護師が協力して案内し、どのような環境で過ごすのか、子どもと家族がイメージしながら話し合えるようにしたい。歯ブラシやパジャマ、勉強道具などを家族と一緒に揃える過程から入院治療ははじまっている。見学する際に、入院することでのメリット（喧嘩が絶えなかった家族関係をいったんリセットできる、学習の遅れの焦りなどからいったん退避できる、など）とデメリット（消灯時間が決められており自分のペースでは生活できない、ゲームやスマートフォンなどの使用にはルールがありすべてが自由ではない、など）をあらかじめ伝えておくことも重要である。

　不安や緊張、被害感が強い子ども、幻覚妄想や思考障害が強く刺激に弱い子どもは児童精神科病棟での治療、特に大部屋の共同生活に向いていない。そのような場合はいきなり大部屋での治療開始を考えず、成人患者が入院している急性期病棟を間借りして治療開始するなどの選択肢を用意しよう。また、自殺行動や他害行為が切迫している場合、希死念慮が遷延している場合、神経性やせ症で著し

い低体重を来している場合なども待機時間の長い児童精神科病棟での治療に向いていないだろう。

　入院して間もない場合は自信がなく傷つきやすい。同世代との集団生活自体が多くの軋轢を生み、子どもにとって大きなストレスとなる。病状によって適切な治療開始のあり方を判断しておく。ただし、年齢などの諸事情から成人の急性期病棟での受け入れが困難で、学校や児童相談所といった地域の力でも持ちこたえられないような自己破壊的行動や強い拒絶を示す子どもも時に存在する。このような子どもが児童精神科病棟に入院した場合は同世代との集団生活で傷つかないよう配慮しつつ、スタッフが丹念に関わることになるだろう。場合によっては、十分な説明のうえで、自室安静時間の設定や個室隔離など行動制限が必要になることもしばしばある。困難例ではいったん入院すると治療が数年間に及び、時期を待って成人の精神科医療機関に移行していく事例もある。

　児童精神科の入院治療が成人のそれと異なるのは、集団生活を通して子どもの成長を促す目的を兼ねている点かもしれない。自己コントロールを育むことは退院後の展開を保証する上でも重要なポイントである。児童精神科で治療を受ける子どもたちは、神経発達症や虐待被害によるトラウマ体験などの問題を抱えており、あからさまに不機嫌な振る舞いをしたり、感情を爆発させたり、スタッフを試したりと、様々なトラブルを起こしやすい。自閉スペクトラム症を背景に互いの距離が取れない子ども、対人不信が強くすぐに馬鹿にされたと思い込み暴れる子どももいる。このような問題は家庭の中で対応に難渋する一方、全個室である急性期病棟や成人との混合病棟に1か月程度短期間入院する場合はすぐに表れない。子どもの成長を促すための時間が必要な場合は、同世代の子どもたちが入院する児童精神科病棟で数か月以上のじっくりとした時間を取りたい。

　問題解決に向けてそれなりの我慢をし、仲間と一緒に考え成功する体験によって、自己効力感を育むことができれば、退院後の安定も期待できる。主治医や病棟スタッフと一緒に病室の植木鉢の花を育てる体験でもよいし、クリスマス会やもちつき大会などの年中行事を成功させる体験でもよい。生活の中の遊びや行事を通して感情や記憶を共有する時間は安定につながる。このように集団生活の場が治療的に働く場合も多い。

　家庭や学校の中で示していた、子どもの情緒や行動上の問題が入院生活の中で

顕在化してくるのは、入院してから2〜3か月経過し、大部屋やデイルームで同世代の他患者やスタッフとやり取りが増えてからのことが多い。児童精神科病棟の子どもたちの多くは、慣れてくると身近なスタッフに対し競うように関与を求める。結果として取り残される子が嫉妬したり、拗ねたりなど様々な反応を引き起こす。大部屋にいると、徒党を組み、集団で問題行動を起こす場合もあり、このような場合は部屋移動を行い、それぞれに安静時間を設けて活動時間をずらし、集団を分散させることもある。個室と大部屋の使い分け、同室となる子どもの組み合わせを誤ると、病棟全体の雰囲気にも大きく影響しかねない。全個室の病棟ならば個室なのか大部屋なのか、どの子どもとどの子どもの相性が良いのかといった組み合わせに日々悩まされることはないが、個室と大部屋が混在する児童精神科病棟では、どの部屋を使用するかに苦心することもまれではない。

　対人関係スキルの拙劣さや敏感さなどの事情でなかなか個室から出せない子ども、大部屋の人間関係で孤立してしまい不安定な子ども、大部屋仲間同士で徒党を組み問題を起こす子どもたちなどによって何日かおきに病棟の空模様が変わる。毎朝のカンファレンスで病棟の部屋割り表とにらめっこをしながら、正解のないパズルを解くような気持ちで試行錯誤を繰り返すのも、児童精神科病棟の入院治療らしい風景である。このようなときに交わす対話が、担当外も含めた子どもたちの理解につながることもある。

　駆け出しの児童精神科医が児童思春期病棟で働く場合、外来に訪れる患者も1日に数名程度であろう。大半は病棟で受け持ちとなった子どもと過ごすことになる。長い時間子どもと関わる中で、その過酷な経過に同情したり、子どもの健康的な側面に触れて好感を抱いたりして、自然と距離が近くなることもあるだろう。傷ついた子どもにとっても、大人に真剣に話を聞いてもらい、自分のための特別で安心な時間を信頼できる大人と一緒に過ごすことは治療的である。ただし、入院治療に至ることとなった子どもの抱えてきた問題を見失い、必要以上に巻き込まれるような事態は避けたい。

　理解力や衝動性の面からルールの理解や履行が難しい子ども、アタッチメントの形成に難があり際限なく関与を求める子どもでは、多職種で症例検討を行った上で、みたてに沿った約束づくりや一時的な行動制限の必要も出てくる。子どもの求めに応じて必要以上に面接時間を約束する、少額でも金銭的な援助を行う、甘えてくる

子どもを抱き上げるなど、悪気のない個人プレイは不公平を生む。結果として、他の病棟スタッフが、他の子どもたちとの扱いのバランスに悩むことになろう。数多くの傷つきを抱えた子どもたちにとって大切に扱われる体験は回復のために重要なので特別扱いが必要な場面もあるのだが、その判断には、他の子どもや病棟スタッフにその必要性を説明できるかが重要である。先の回復を見据えた方針提示とともに、病棟スタッフを勇気づける言葉やユーモアも時には大切だ。児童精神科医のリーダーシップが問われる場面である。子どもを尊重する姿勢は崩さずに生活を巡って押し引きを経験することは、児童精神科医の醍醐味ともいえよう。

　治療チームが作り出す安心で安全な環境の中で、子どもは回復し退院を目指すことになる。その際に入院治療資源は有限であることも意識しよう。子どもが治療経過のどの位置にいて、どうすれば退院ができそうかを常に考えながら見守る姿勢が求められる。日々の病棟生活で生じる課題と退院に向けた治療上の課題をつなぎあわせて子どもに還元する必要がある。この作業を欠かせば、入院生活は漫然としたものに堕してしまう。子どもに治療過程に参加を促すだけでなく、家族やスタッフともそれを共有する。医療保護入院であれ任意入院であれ、そうした姿勢に変わりはない。

家族を支える

入院を決断する際の親の葛藤にも配慮しよう。わが子を手放し入院という形で他人に預けるときの親の心情を想像すべきである。罪の意識を感じ、自信を失うようであれば、子どもとの面会時にスタッフとのやりとりを避けるように帰っていくことになる。子どもの訴えを我がことのように案じ、再三病棟に確認の電話を入れる者もいる。病棟スタッフと協力して、こうした様々な反応も丁重に扱い、「この病棟でならば子どもを大事に扱ってくれそうだ」と思ってもらえるよう努力を惜しまない。

　退院の目標は必ず設定して、あらかじめ子どもと家族と共有しておく。医療保護入院の場合、ソーシャルワーカーや精神科看護師を退院支援委員に設定するよう、精神保健福祉法によって義務づけられている。任意入院の場合も、それと同様に家族を支援していきたい。

　家庭内暴力といった家庭内の問題から、院内学級などでの集団適応の問題へ、

子どもの課題が変わってくることも多い。そのような様子を耳にすると、ぎりぎりの状態で耐えていた家族が以前の状態に戻りたくないという思いから強い不安を覚えて、退院に向けた話し合いに消極的になる場面も多々ある。適宜家族面接を行い、なぜ入院をする必要があったのか、現在何が達成できていて、何が積み残されているのかを話し合いつつ、家族の不安を解消し、退院後の子どもの居場所となるべく、家庭環境の安定を目指そう。

　子どもの病状によっては、家族との通信や面会を制限せざるを得ない。入院当初は家族も子どもも不安を覚えるものだ。電話やSNSのメッセージをひっきりなしに職場に送りつける子がいる一方、子どもの引き留めに抗えず消灯時間近くなっても面会から去ろうとしない家族もいる。治療がつらい、こんなはずではなかった、病棟スタッフが怖い、主治医が信頼できないといった子どもの声が家族に寄せられれば、その決断も揺らいでしまう。定期な病状説明だけでは、とても理解が追いつかず、家族が根負けして退院を申し出ることもある。子どもと家族が入院治療に慣れて軌道に乗るまで、不安軽減を図る目的で通信・面会の制限を行うことがある。唐突にこれを伝えると、子どもと家族双方の不安を煽ることになるため、なぜ制限が必要なのか丁寧に説明する必要がある。

　家庭への外出泊は退院に向けての予行演習という意味で重要である。新型コロナウイルス感染症が広がった2020年度以降は多くの病院で外出泊が制限され、子どもの入院治療は不自由になったが、これは子どもの入院治療を行う上で大きな痛手であった。家庭への外出泊は息抜きや気分転換という意味だけではない。折角の外泊機会だから親族が集まった、遊園地や旅行に出かけたなどといった対応では子どもの治療の進捗は確認できない。外出泊の際に家族とどのように関わりたいのか、入院前の家庭の様子や前回の外泊の様子を踏まえるとどのような課題に取り組むのか、いくつか目標を提示して外出泊に送り出したい。退院に向けた予行演習を繰り返しながら、入院生活と家庭生活を比較して今後の退院に向けての課題をあぶりだして対策を検討していく。外出泊の後などは大抵、家族との面談が設定される。担当医にまだ精神科経験が浅い場合、投薬内容や病棟内での出来事の報告だけに留まる一方通行な「ムンテラ」のようになってしまうことがある。子どもと家族それぞれの懸念や希望を話題にしていき、子どもと家族双方に還元していく役割を児童精神科医は果たすべきであろう。

スタッフと協働する

子どもの入院治療において、治療を主導する担当医だけでなく、生活に関与する看護師や保育士、ソーシャルワーカー、臨床心理士や作業療法士など病棟スタッフと子どもとの関わりは、治療行為そのものと言って過言ではない。子どもの苦悩に耳を傾け、成長した姿をよろこび、反抗し挑戦的な振る舞いにもきちんと対峙し、依存や甘えを受け止める。このような子どもを指導したり、ねじ伏せたりせず、安全・安心な環境のもと、大人が受けて立つのである。そのような押し合いへし合いを重ね、病棟スタッフが日々関わりを続けてくれるからこそ、子どもは回復していく。医師は、病棟の力を生かすも殺すも自分次第と心得て、この力を削がないよう務めたい。退院後何年か経って子どもが「病棟の〇〇さん、まだいるのかな。お世話になったな。会いたいな」などと懐かしむ姿を見ると、病棟での生活の記憶が子どもの拠り所になっていると感じる。一般診療科の看護師から子どもと遊んで過ごせる児童精神科の仕事が羨ましいと言われて憤慨した看護師がいた。実際、児童精神科病棟では時に性加害や被害、病棟スタッフへの激しい暴言や暴力、自殺企図など様々問題が起こる。研修などでそれなりの対策はしていても、子どもに日々関与する病棟スタッフは子どものとるこころない行動に傷つき疲弊している。一部のスタッフへの子どもの陽性転移と陰性転移や、スタッフの中に生まれる逆転移によって病棟の人間関係が分断されることもある。スタッフの中には、子どもの過酷な経過に共感して一部の子どもに知らず知らずに時間を割いてしまうようになったり、子どもの激しい症状や余裕ない家族からの辛辣な言葉に日々さらされることで苦しみ、知らず知らずに温かみに欠く態度を取ったりする者も出てくる。人間関係のアンバランスが生む負の感情が蔓延することで病棟の空気も重くなる。子どもの保護と情緒的交流を同時にこなす業務は時にアンビバレントな葛藤を生み、スタッフを疲弊させる。児童精神科医には病棟の変化を敏感に感じ取りながら、時には労い、言葉をつくすことで、スタッフの結束を保つことが求められる。病棟内で問題が生じたときに、その問題の背景を考察できる余裕と事態を収拾するための冷静さが必要である。治療チームの結束には、スタッフとの信頼関係が重要なことは言うまでもない。困ったときには病棟経験の長い上級医とも相談しながら対応するべきである。症例検討などを適宜開催し、子どもの行動や症状の意味を考え、そ

の時々でどのように関わるのが最適かを多職種で議論しながら治療を進めたい。子どもの立場、家族の立場、スタッフの立場、それぞれを理解しながらバランスの良い助言を続ける必要があり、児童精神科医として力量が試される。

　児童精神科医の病棟内での役割は、子ども同士、病棟スタッフと子どもの間で生じたエピソードと子どもの生き延びてきた背景をつなげて理解し、そのみたてと治療方針をわかりやすい言葉で病棟スタッフ、子ども、家族に伝えて治療に還元することである。こういった経験を積むと、外来診療でも生活場面で起こる子どもの情緒や行動の問題とその後の展開、対処方法がイメージできるようになる。入院治療の経験が児童精神科医の成長にとって欠かせないゆえんである。

　子どもとスタッフとの関係を混乱させないためにも、病棟ルール設定は重要である。病棟ルールの意義は大きく分けて３つある。ひとつめは治療と看護を円滑に行う「病棟構造」のため、ふたつめは事故防止、精神症状の悪化、自傷他害を防ぐための「安全確保」のため、３つめはルール設定をめぐる子どもとのやり取りによって生まれる「治療要素」として、の意義である。ひとつめの「病棟構造」のためのルールとは、例えば面会時間や帰棟時間などであり、ふたつめの「安全確保」のためのルールとは危険物持ち込みや荷物チェックなどである。３つめのルールは児童精神科病棟ならではのものであるが、スマートフォンの使用許可やゲーム使用時間などである。「安全確保」のためのルールは絶対で変更の余地はないが、それ以外については子どもの意見も取り入れながら柔軟に考えていきたい。一般の精神科病棟では看護師と医師でルールを決めていくものだが、子どもも話し合いに参加するのが理想的である。思春期年代の子どもたちは、一方的に大人が作った価値観に疑問を抱き反発して、時には個人で時には集団でルールを破ることがある。大人の価値観に従うだけだった子どもが安全な環境の中でルールを破る行動は自己主張の力の萌芽ともいえる。この芽を摘み取らぬように、押して押されて柔らかく押し返す子どもとのやり取りを大事にしよう。ルールを守らせることばかりに躍起になると子どもと病棟スタッフとのあいだに対立しか生まない。どのように子どもに伝えるのかきちんとスタッフと話し合い、過去のうまくいかなかった事例の引用や、許可ができない理由など、児童精神科医がスタッフと共に子どもに説明する言葉が必要である。

安心な環境づくり

入院治療のメニューは病棟によって異なる。児童精神科専用病床であれば、夏季キャンプやクリスマス会、お正月のもちつき大会といった年中行事の他、日中の院内学級への参加、子ども同士での病棟ルールの決定、子どもの要望を話し合うような病棟ミーティング、作業療法、集団療法、ソーシャルスキル・トレーニング、親支援プログラム、認知行動療法、栄養指導などが児童精神科医・看護師・作業療法士・臨床心理士・ソーシャルワーカー・管理栄養士などの多職種の連携の中で提供される。成人との混合病棟では、子ども中心のプログラムは人員配置からも困難であり、入院治療のオプションも限られてしまうが、実施可能なものを適宜選択することになる。人手があればどの程度の内容を子どもに提供できるのかを知る点でも、児童精神科専用病床での入院治療を経験しておきたい。どんな工夫を凝らせば、子どもが回復しやすい温かな空気が醸成されるのか日々考え、忙しくとも病棟に顔を出し、子どもやスタッフとこまめに接するのが望ましい。病棟の子どもやスタッフからあだ名がつけられたり、子どもにつっこまれたりする一面があってよい。一方で、大事な局面では子どものために真剣な言葉で語れるバランスが理想である。

　入院治療において院内学級の存在は重要である。子どもの情緒や対人関係の問題も含めて入院治療で扱い、家庭復帰までの調整が長くかかることが予想されるような場合、特に連携を意識する。急性期を過ぎた2〜3か月目頃には子どもの登校意欲も出てくる。教育の保証だけにとどまらず、挫折を体験した学校との再会の場や日常生活に近いリハビリの場として院内学級が機能する。院内学級の教員が病棟を訪問して1対1で授業してくれる場合、病状に合わせてもらえば子どもの負担も少ない。病棟生活ではうかがえない子どもの積極性や意欲が垣間見え、学校行事などでの成長を覚えることもあれば、逆に地域で見られた問題が再現することもある。院内学級カンファレンスでは貴重な情報が得られる。また、退院後通常学級に復帰する際、院内学級で過ごした子どもの様子は受け入れる側にとって非常に有用である。職域の共通言語が異なることもあり、精神科医からの言葉は得てして教員にとってわかりにくい。教員同士の情報交換のほうが役立つことも多いはずである。退院時のカンファレンスでは通常学級の教員と院内学級の教員に同席いただき、直接の情報交換をお願いすることも多い。

以上、こどもの入院治療の留意点を簡潔に述べた。横浜市では横浜市立大学附属病院および市民総合医療センターが成人との混合病棟で急性期治療を担当し、中長期的治療は児童精神科専用病床を持つ近隣の神奈川県立精神医療センター、神奈川県立こども医療センターなどの病院と連携を取りながら行っている。子どもの入院治療は病棟の特性と子どもの病状の相性があるため、近隣の病院間でこまめな情報交換を行いそれぞれの治療スタイルを熟知しておくべきである。横浜市は児童精神科の入院治療資源が複数あって恵まれているが、この資源が少ない場合、一般単科精神科病院や小児科病院との柔軟な連携も必要になることだろう。

　平成24年4月以降、児童思春期精神科入院管理料が診療報酬上算定できるようになり、児童精神科入院医療の採算性が向上した。これを受けて全国的に児童精神科専門病棟が増えつつある。子どもの入院治療を研修できる施設については全国児童青年精神科医療施設協議会のホームページ（http://jccami.jp/）などを参照するとよいだろう。

第5章 | 地域連携

子どものこころの診療は地域連携なくして成り立たない。医師からの助言と多少の薬物療法だけで子どもの具合が上向けばそれにこしたことはないが、残念ながらまれである。大半は教育機関・福祉機関・司法機関もしくはそれ以外の地域資源に支えられることで回復していく。地域の応援団との連携が、治療中はもちろん診療を終結するにあたっても重要だ。

連携の際の留意点

学校や福祉施設内における適応の向上から自殺行動や暴力行為といった衝動的な行動の鎮静化まで、教育関係者や福祉関係者からの医療への期待は大きい。薬物療法によって事態が大きく改善するのではないか、入院治療を終えればすぐ学校に通えるようになるのではないかと願う気持ちもわからないではない。だが、精神科治療における回復とは、一般身体科の医学的治療におけるそれとは異なる。医療行為に何ができるのか、初診や入院治療開始の時点であらかじめ見通しを伝えておくべきだろう。

　医療保護入院などの強制力のある入院に保護者の同意が必要であるなど、思いも寄らないに違いない。多くの精神科病床が急な入院に応ずるのは難しいこと、在院日数に制限があることも、まず知らない。なお、2023年度から法改正により虐待等を行った家族は子どもの精神科入院の同意者となれなくなったため、地域からの情報収集や関係機関との合意はますます重要になっている。特に入院治療の際には治療の意義、治療過程の見通しについて、子どもや家族だけでなく、地域の関係者とも話し合っておくほうが円滑な運営ができる。

教育現場や福祉施設の現場で精神症状を巡って数々の試行錯誤が繰り返された末、医療受診に漕ぎつけるケースが大半であろう。したがって、関与を続けてきた地域の人たちはすでに疲弊している。医療と地域の役割分担を提案しても前向きに応じてもらえないことも多く、児童福祉施設や保護所への退院を断られることもある。思ったような地域連携や退院計画が描けず、困る場面もあるだろう。しかし、受け入れる地域の人たちにもやむにやまれぬ事情があることは理解したい。子どものための連携が責任の押し付け合いにならぬよう、地域の事情を汲んで労いながら対応すべきだ。ここでの丁寧なやりとりが信頼関係の構築につながり、後々の貯金となる。地域向けの事例検討会や研修会を定期的に開催するなど、顔の見える機会を意識的に作る努力も必要である。

　薬物療法や入院治療がこころの回復に寄与するとしても、それは治療全体の一部であり、きっかけにすぎない。回復までには複数の人たちの温かい関与と一定の見守りの時間が必要なのである。

　医療機関側から地域の教育機関、福祉機関に協力を要請することもある。いじめ被害を巡って子どもや家族が傷ついているときの配慮、病状によって長期欠席がやむを得ない場合の単位修得に関する対応、虐待を受けた子どもや虐待に及ばざるを得ない家族へのケアなど、多岐にわたる。なんとか現状を改善したい家族の思いを汲み、代弁する形で医師が強く働きかけざるをえないこともときにある。とはいえ、教員の配置、単位修得、子どもの一時保護や家族支援に関する裁量は、当然のことながら先方側にある。診断書を一筆書けばそれなりの対応がかなうところもあれば、長期欠席が続くと自動的に留年が決定するようなところもある。また、進級や卒業をさせようと進級会議に諮るなど、ぎりぎりのラインを模索する教員の苦労を聞くこともある。児童相談所にしても、担当者が交代すると途端に認定ランクが下がってしまい、支援終結に至るような場合もあるかもしれない。オンラインで欠席をカバーできる授業もあれば、それが難しいものもある。児童相談所にしても、虐待通告件数が増えており、業務の効率化を図らねばならない実情がある。児童精神科医としてはないものねだりはせず、子どもと家族を地域で支える支援者に敬意を払う。その上で、その時期その時期にとれる最善を共に検討していきたい。

　こまめな連携を通して子どもや家族の現状を支援機関側に伝える、院内の精神

保健福祉司と相談して支援計画の調整を図る、複数の支援機関のネットワークを作るために要保護児童対策地域協議会の開催を検討するなど、できることはいくらでもある。調整に長けた精神保健福祉士に任せるほうがスムーズに運ぶことも多い。児童精神科医が考える治療方針と地域が提供可能な支援とをいかにすり合わせていくのか。はっきり主張すべきときとこちらの主張をいったん保留すべきときとをどう使い分けるのか。場数を踏む中で経験値を上げていくしかない。若手医師なら機会があれば積極的に同席し学ぶべきであろう。

福祉機関との連携

初診以降、虐待を知ることになれば、児童相談所および子ども家庭支援センターとの連携が必須になる。傷や痣の発見、面前での家族間の暴力、子どもからの被害の告白など様々であるが、虐待と判断するには曖昧で自分の判断を疑う場合もあるだろう。事実確認のために情報を得ようと時間をかけてしまうことは避けたい。性虐待のように語られにくい話題では、下手な聞き取りをして子どもの記憶を歪曲させてしまうことにもなりかねない。「これ以上続くようなら」と通告を匂わせ抑止しようとする若手医師もいるが、これは逆に子どもを危険に晒しかねない。虐待を疑う場合は躊躇せず院内の委員会を招集し組織として児童相談所と連携を図るべきである。児童精神科から児童相談所への通告案件はその特性上最も多い。院内の虐待対応について、管理職、ソーシャルワーカーと申し合わせ、円滑な初動が取れるようにしておく。

　すでに触れたが、児童相談所の虐待対応件数は年々増加している。限られた職員が広く子どもたちを支援するため、緊要性の高低により支援の優先順位を変更したり、終結したりすることも珍しくない。特に入院治療が開始された後などは、緊急性が下がったと判断されることもある。医療と福祉のどちらが子どもを抱えているかで、対応に温度差が生じるのはやむを得ない。児童相談所側と、緊要性についての考えやその他の地域資源への移行の見通し、家族支援計画についてこまめな連絡が取れると良い。診療への同席や要保護児童対策地域協議会の開催のお願いなどを通じ、連携を図っていく。

　児童相談所、市区町村の子ども家庭福祉担当課、ひきこもり地域支援センター

などから相談窓口の嘱託医を依頼されることもある。神経発達症の併存の確認や、幻聴幻覚、抑うつ状態、希死念慮といった精神症状に関する医療受診の判断を求められることが多い。器質症状性の精神障害、強迫症や心的外傷後ストレス障害など、福祉現場では評価の難しい事例もある。福祉現場では見落としがちな視点を補いながら助言を行う。医療診断が加わることで家族の理解を得やすくなるといった福祉側の期待も考慮しつつ、現場のニーズに沿って助言内容を考えたい。

　家族からの虐待など、やむにやまれぬ事情で児童相談所に保護され、児童養護施設や児童自立支援施設で生活する子どもは「なぜ自分だけが?」という思いを抱えて過ごしている。本人が施設入所しているにもかかわらず、虐待した継父やきょうだいたちは変わりなく自宅で暮らしているような場合、特にそうだろう。そうしたことへの複雑な思いが、家族との面会や、交代などで職員と再度関係を築きなおさなければならないときなどに怒りとなって表出することもある。施設入所児童にはそこに至るまでの歴史がある。どのような理由から施設で暮らすことになったのか、どんな思いで過ごしているのかについて、真摯に耳を傾ける必要がある。施設内で不登校になってしまった子、拒食症を発症した子、暴力を振るうようになった子など、外来には様々な主訴が持ち込まれるが、施設内での問題行動ばかりが話題にのぼりやすい。職員が頻繁に交代したため、入所に至るまでの経緯を一から辿れる者がおらず、本人の症状の意味を考える客観的な情報が少ないときもある。そして、担当医との信頼関係が築きにくい子どもであるとなおさら経過を把握するのが困難である。大変な家庭からやってきて、やはり施設でも大変になって、と曖昧に説明されるような子どもが、そもそも入所以前はどんな子どもであったのか、どんな辛酸を嘗めてきたのか、腰を据えて全体像を見渡す必要がある。職員との症例検討の実施も有用であろう。新たな発見も多いはずだ。

教育機関との連携

教員との連携も治療を円滑に展開するために重要である。子どもの生活の大半は学校で占められる。たとえ不登校であっても自分自身の所属先という感覚は強い。学校から温かい支援が保証されていれば子どもは安心して治療に臨める。治療導入の早い段階で学校生活における子どもの様子や対人関係の特徴、それに対する

学校側の支援といった情報を教員などから得られれば、子どものリアルな姿をイメージしやすくなり、治療方針の参考になる。診察室で母親の横でニコニコしながら大人しく玩具で遊んでいるだけの自閉スペクトラム症の子どもでも、教室では立ち歩いて授業を妨害し教員を困らせているといった場合もある。考えられる刺激軽減を試みても効果なく、通常級ではそれ以上の対応が難しいと暗に特別支援学級への移籍を家族に勧めているものの応じてくれない、といった事情が後になってわかることもある。ただし、教員と診療情報をやりとりする場合、保護者の同意が前提であることはいうまでもない。医師から連携の必要性を保護者に伝え、保護者が教員に医療との連携を依頼するという段取りが原則であり、円滑に進めやすい。この原則をとばして「内密に情報交換したい」という教員側からの依頼に乗ってしまうと、あとあと支障をきたしかねない。このような「内密の情報」は得てして教員側の感情的な視点が反映された偏った情報である。仮にそのような連絡があっても、それだけ大変な経過を辿っているのだと想像して関係者を労うにとどめ、子どもや家族の了解のもとで情報交換するという原則を丁寧に伝えたい。

　連携のあり方は子どもの病状や状況によって様々である。摂食障害であれば目標となる体重値、推奨される摂取カロリー、登校制限や運動制限、再入院の目安などを伝えることになる。中高生であればBMIが18を超えて1日2400kcal程度のカロリー摂取が可能になるまでは体育の授業や部活動のトレーニングメニューへの参加は控える、月経が再来するまでは外来通院を継続するというように具体的に伝える。テストや修学旅行などの参加可否、配慮事項は教員にとって必ず確認したい事柄である。具体的な治療方針や留意点を示せば、教員側もそれに沿って子どもや家族を励ます立場に回ってくれる。そうなれば治療も円滑に進めやすい。

　神経発達症に伴う行動上の問題がある場合、教員は個別対応と集団指導の境目で悩みを抱えやすい。本人の特性に応じた支援について一緒になって知恵を絞る必要がある。

　自傷行為や自殺企図がある場合、注意すべきサインや緊急時の連絡先、予防的対応について教員側から意見を求められる。再企図があればすみやかに医療機関につなげるよう主治医に気軽に連絡してほしいと伝えたい。医療機関側からみれば当たり前のようなことでも、教員側からすればハードルが高く見えるものである。自殺予防では、子どもの孤立を防ぐため、医師も教員側の知恵を借りることになる。

表面上元気に振舞う子どもには注意が向きにくいこともあり、適宜状況を確認する必要がある。

　中学生以降では進路相談や進学先や就職先との連携、高校生になると病状や長期入院による長期欠席、遅刻早退による単位不足から留年や転校に関する話題も出るだろう。これらについては学校ごとに方針や意見が異なるため、どのような学校なのか把握しておく必要がある。

　医師と教員の連携は治療の要と言ってよい。その重要性を当初から家族に説明しておくべきであろう。一般診療科では教員が診療に同席するようなことはまずないため、そんなことができるのかと半信半疑な家族もいる。

　なお、入院治療では、退院を控えた終結期において、教員との連携が特に必要である。退院した子どもを引き受ける教員は、対応に不安を抱えていることが多い。まず病院と学校ではペースが異なることを理解したい。入院決定から退院までが1か月程度という病院も少なくないだろうが、教員側からすれば「この前入院したばかりなのに、もう帰ってくるのか」と驚くことになる。教員側に対し、労いながら病状や対応の仕方について丁寧に助言する。できれば、教員との話し合いには子ども自身や家族も参加させたい。懸念を抱えているのは教員ばかりではなく、子どもと家族も同様である。入院前から事前の情報交換ができていればなおよい。すべきことは、治療前に教員が経験した困難の確認であり、入院治療経過と回復過程の共有である。そのうえで、退院後の家庭や学校が抱える懸念や必要な支援について話し合う。教員側が子どもへの対応に困っているのであれば、病弱特別支援学校の学校支援機能の利用を提案することもある。

　一定期間入院する場合は、教員への中間報告も必要になろう。連絡を怠ると、現在の子どもの状態を共有できないまま退院を迎えて、いきなり学校復帰ということになりかねない。教員側が「退院したのだから、普通に学校生活が送れるのではないか」と考えても責められない。あくまで入院生活の中で見えてきた子どもの課題を実生活の中で点検しながら共同解決していく段階であり、手放しですむ状態にはないことを確認する必要がある。学校での外傷体験が根深いときなどは退院後も自宅での生活を第一とし、通学は勧めない場合もある。長期外泊とセットに試験登校を図るのも退院前のよくある連携のひとつだ。

司法機関との連携

少年鑑別所や警察が関与する子どもたちの多くは大人との信頼関係が築けず、生来の衝動性の高さなども加わって社会的枠組みに従うことが難しい。こうした子どもたちが児童精神科外来を訪れる機会は限られる。病院を中心とする臨床業務の中で、非行臨床の経験値を上げるのは難しいだろう。病院の診察室で待っているだけでは、こうした子どもたちの多くとは出会えない。このため非行少年というイメージだけで苦手意識を持ってしまい、関わりにくさを感じる若手医師もいるかもしれない。研修先の医療機関と近隣の少年鑑別所や警察、家庭裁判所につながりがあるならば、上級医と同行して司法機関の中で子どもや家族と出会う機会を作るべきである。殺人や殺人未遂のような凶悪事件であっても、丹念に跡づければ、日常臨床で目にする発達障害傾向や精神症状、家庭での居場所のなさから窮鼠噛猫の状況でやむなく犯行に至った経緯など、様々な背景がうかがえよう。少年法改正の議論でもたびたび取り上げられるが、司法機関が関与する少年たちは治療や支援によって回復の余地が見込まれる子どもばかりである。孤独と虚無に包まれ長期に引きこもった結果、些細なきっかけで感情統制を失い加害に及んでしまった事例、家族関係の行き違いから自暴自棄となって自死覚悟で加害に及んだ事例、発達障害を背景とする問題解決能力の低さと凄惨ないじめ体験から加害に及んだ事例など、医療機関の中で出会う子どもたちの姿とは異なる、社会や家族の支援が不十分なまま孤立した様子を垣間見ることができる。

　家庭裁判所では非行案件の他に離婚裁判のような家事案件への医療的助言も求められる。心的外傷後ストレス障害といった精神障害に関する医学的助言が中心となるが、加害親の親権や面会権を巡って診断の妥当性を話し合う場面が多い。家族の心情に配慮しつつ、子どもの利益を優先した視点から公平な助言をこころがけたい。

　子どもと家族の心理相談先として都道府県警察は少年相談窓口、法務省矯正局は少年鑑別所の中に法務少年支援センターを設けている。行動上の問題の心理的背景の分析や助言ばかりでなく、子ども自身にわかりやすい形で法的根拠に基づく社会的枠組みを提示することもあれば、安全確保について口添えすることもできる。抱える課題を整理してもらいながら、子どもが自らの心理的背景を理解したう

えで行動を変える機会ともなりうる。経験上、これは外来で行う助言よりもはるか
に現実味を帯びた力を子どもに及ぼし、家族の安定にもつながる。ただし、窓口
を警察署内に置かないなどの工夫はされていても、子どもや家族が警察や少年鑑
別所に相談に行くというのはややハードルが高い以上、暴力や非行、犯罪被害など
に関わる相談内容が理由のほとんどを占める。

　以上、地域連携についての要点を述べた。医療側からの情報提供という一方的
な関係にならぬよう、学校教員や児童相談所職員からどう見えるかをまずは聞き、
多角的に子どもや家族のあり方を把握するようこころがけたい。最前線で子どもに
接しているのは現場の人間であるということを忘れずに、その創意工夫から学ぶ姿
勢をもって地域の人たちと出会うべきである。

第6章 | 各診療科との連携

大学病院や小児科専門病院などの総合病院において、児童精神科医に求められる大きな役割がコンサルテーション・リエゾン業務である。コンサルテーション・リエゾンとは、精神科医が一般病院の精神科ではない領域で診断・治療・教育・研究活動を提供するものと定義される。依頼元・依頼先は小児科からが一番多いが、その他内科、外科、整形外科、リハビリテーション科、眼科、耳鼻科、産婦人科、泌尿器科、形成外科、麻酔科、救急科など多岐にわたる。

他科からの相談対応

コンサルテーション・リエゾン業務としてまず浮かぶのは、他科で治療中の子どもの対応に関する相談対応であろう。子どもの入院中に各科の病棟を訪問し、本人や家族、担当医師、看護師に会うことも多い。不安症状や聴覚過敏が顕著な入院中の自閉スペクトラム症の子どもに対するMRI検査の実施方法、情緒不安定な10代のハイリスク妊婦の治療と今後の支援、怪我や病気によって上肢もしくは下肢の切断を余儀なくされた子どもの喪失体験に関する心理的支援、悪性腫瘍の診断や治療についての本人や家族への説明とその後のケア、プラダー・ウィリー症候群やダウン症候群などの遺伝疾患に付随する衝動行為や、不安・抑うつといった特有の精神症状への対応などが業務となる。自閉スペクトラム症などの神経発達症の子どもが自分の病気や治療方針を十分に理解できぬまま侵襲的な治療が行われれば、激しい拒否が生じるかもしれない。あるいは、自傷行為を繰り返す思春期例では一般病棟スタッフへのレクチャーが求められる。診断の告知から受容の過程に熱心に寄り添える小児科スタッフもいれば、戸惑う者もいるだろう。子どもの状況に

沿った説明や対応の工夫、必要時の鎮静や行動制限、児童相談所などの福祉機関との連携、家族全体のみたてや支援方針について各診療科医師や病棟スタッフに助言する。子どもと家族、治療スタッフの気持ちをすり合わせ、後方支援することが目的となる。

　身体疾患治療中の子どもや家族に関与する上で重要なのが、本人と家族、医療スタッフ間のコミュニケーション支援である。感情を言葉にして表現できる子どもならば、小児科医や看護師も理解しやすいだろうが、言語化が苦手な子どもはときに退行的に振舞い、否認や回避などの防衛反応を取る。親も不安や迷いが強ければ決断を保留したり、退院を先延ばししたりすることもあるだろう。治療をめぐる反応を本人と家族の目線から理解して心情を汲み取りつつ決断に寄り添う必要があるが、一般診療科の医師や病棟スタッフの説明がうまく伝わっていない場面にしばしば出会う。医療者が患者に治療方針の理解を得るのは医療の基本である。かつてムンテラと呼ばれた医師から患者への一方的な説明の慣習も、時代を経てインフォームド・コンセントという双方向的なものに変わった。精神科領域ではシェアード・ディシジョンメイキング（共同意思決定）という言葉が周知されている。しかしながら、実態は子どもや家族が気兼ねなく医師と対話し意思決定できているような理想とはほど遠い。子どもや家族への対応に慣れているはずの小児科医や小児科看護師の説明ですら、そう感じることがある。「難治性」「予後不良」などの言葉は多くの医師が何気なく使うが、一般の人には馴染みがない。また、「非常に危険」「予断を許さない」と医師が噛み砕いて説明しても、今ひとつ医師の抱いている危機感が伝わっていないこともある。治療する側の都合で「ちゃんと薬を飲まないとお注射になる」「とにかく頑張ってやせないと」と迫り、薬を飲めない不安や感覚過敏、過食傾向や運動不足へ至る心理的背景といった子どもの側の事情を把握しないまま、治療が膠着しているような場合もままみられる。また、親に診断や治療方針を説明しているだけで、当の本人に伝わっていないこともある。免疫抑制剤の使用で長期間の隔離を要する場合や抗がん剤治療で副作用が懸念される場合、長期間の入院を余儀なくされる場合など、子どもの生活に大きな支障が出ることが予想されるときには、親子の理解を確認しながら進めないと思わぬ拒否が生じる。

　こうした事態を防ぐためにも、一般診療科医師の説明場面になるべく同席し、別の機会を設けて本人や家族それぞれの心情を尋ねたい。一般診療科医師の説明

場面を外から眺めていると、事態の深刻さに動揺し不安な気持ちを飲み込んで医師の方針に追従する母親、不安そうな親をみて泣き出す子ども、食事制限や定期的服薬を促されても他人事のような態度の子ども、不安で涙ぐむ親を前にそのまま通り一遍の説明を継続する医師、逆に親や子どもの様子に動揺して重要な説明を曖昧にしてしまう医師など、子どもと家族、一般診療科医師のこころの動きや治療方針の受け入れ状況が見えてくる。

　仮に治療方針を子どもと家族が理解していても、治療を支える家族のありようはどうか、子どもにとって治療よりも優先したい生活があるかといった視点に欠けたままになってしまうことがままある。そのような場合は、児童精神科医があえて素朴な質問をしたり、依頼元である医師に失礼がない形で説明を求めたりする。わかったようでわからないことを残さないようにするべきである。子どもが主役という原則に常に立ち返り、子どもの権利が治療において守られるようこころがけたい。ともすればパターナリスティックになりがちな医療現場で、子どもや家族、一般診療科医師とのコミュニケーションを促すのは、児童精神科医ならではのリーダーシップの取り方であり、コンサルテーション・リエゾン業務の醍醐味と言えよう。

　子どもを病気にしてしまったという自責の念やそれに伴う抑うつ、今後の治療への不安、留守宅を預かるきょうだい児への懸念、祖父母の介護の問題や治療にあたっての経済的不安といった問題を家族から打ち明けられることもある。子ども本人からは、これまでの健康だった自分を失うのではないか、もう元の自分に戻れないのでは、いつ退院して元の生活に戻れるのかを聞きたいのに主治医に聞いても曖昧にされる、いつも添い寝してくれる母親がいなくて眠れない、過去の治療の嘔気や痛みが生じたことから不安を覚える、といった不安や憤りが伝えられることもまれではない。子どもや家族が本音を語る権利を保証しつつ、そうした本音を治療スタッフに返す役割を児童精神科医は負っている。子どもや家族の目線に立ち、治療を受ける側の立場に身を置いて考える。このような一般診療科スタッフへの通訳の作業も児童精神科医が担当する役割である。

　一般診療科からの依頼理由で一番多いのは、痛み、倦怠感、不明熱など一般診療科では診断がつかない身体愁訴の相談である。精査しても原因が特定できず、症状が状況依存的で 、各診療科からすれば所見が整合性に欠けるというような理由からの診療依頼が多い。このような場合、子どもや家族には「心因性」という説

明がなされ、児童精神科受診が勧められる。「心因性」と言われたことに納得して来院する子どもや家族もいれば、わずかな検査異常値の是非を巡って侵襲的な検査を繰り返し複数の診療科の受診の果てに児童精神科にたどり着く場合、まったくこころ当たりがないのに一般診療科主治医に検査結果に異常はないからと強く言われて仕方なく児童精神科を受診する場合もある。問診の際、なぜ精神医療が必要だと思って子どもや家族が受診をしたのかを丁寧に確認する。まずは精神医学的な観点で主訴を把握するのが重要である。精神科受診を戸惑う子どもや家族に対し、みたてが不十分なまま受診継続を勧奨する若手医師が時にみられる。精神医学的な主訴が特定できず、身体的な懸念を子どもも家族も抱いているような場合は、いったん元の診療科に戻す、もしくは継続の連携を再度依頼することを考えたい。児童精神科医は一般診療科の診断に倣って「心因性」と判断を下すのは避けたほうがよい。「心因」が最後までわからぬまま終結することもあれば、だいぶ時間が経って「心因」が特定されることもある。

　こころの中の問題が身体症状として表れるような事例は、往々にして自分の感情の把握が苦手である。援助を求めることができない事情を抱えていることも多い。逆境的な環境下で信頼関係を十分構築できないことや、神経発達症を背景にコミュニケーションに課題を抱えているという場合もあろう。そうした背景を十分把握するには心理検査を実施し、複数の家族から情報を集め、経過観察する時間が必要になる。例えば、長年松葉杖や車椅子に乗って訪れる子どもを労い、日々の不自由な生活の中で起こる友だちや家族との葛藤に付き合い助言を与えるうち、進学や就労、自立などの転帰を経た長期経過の中で本人の気づきがふと口にのぼることもある。心因を早期に特定しようと焦ると、見当違いのみたてを行うことにもなりかねない。ここは慎重な対応が求められる。これまでの経緯を鵜呑みにせず、身体疾患が後に明らかになる可能性も常に念頭に置くべきだろう。子どもと家族のニーズを確認し、各診療科に再度診療を依頼するなど、ひとりで抱えこまない姿勢が求められる。

他科への依頼

他診療科との連携でもうひとつあげられるのが、児童精神科が最初の受診窓口と

なるものの、他の診療科の評価や治療が必要となる症状や疾患群への対応である。失神や意識消失がみられる場合には不整脈やてんかんなどについて循環器内科や脳神経内科での評価が、遺尿症がある場合には二分脊椎などについて泌尿器科での評価が、性同一性障害の相談・診断には外性器の状態や性ホルモンについて泌尿器科や婦人科での評価が、月経前期分不快症の治療に際しては低用量ピルの使用について婦人科との相談が、それぞれ必要になる。例えば筆者の勤務先のように慢性疼痛を専門に麻酔科がペインクリニックで認知行動療法を実施している場合もある。遺伝疾患が疑われる家族歴があれば、遺伝カウンセリングにつなぐ。薬物療法の影響による不整脈や肝障害が疑われる場合、精査や治療を依頼することもある。加えて、神経性やせ症や自殺企図患者など内科的・外科的措置が必要なときに適宜連携できる用意も求められる。近接領域と重なる症状や病状については各診療科と日頃から連携を図り、各診療科の適応が必要な依頼内容を確かめておくべきである。自傷行為や大量服薬などの自殺企図があった場合には救急科などが急性期治療を担ってくれる。しかし、その後の精神科病棟への転院や帰宅の判断は精神科医がするものである。精神科医として責任をもつべき部分には誠意をもって対応することが円滑な連携の鍵となる。

　こころの問題と身体の問題は切っても切り離せないものであり、精神症状を呈する身体疾患のスクリーニングができる知識と技量が求められる。各診療科に依頼をかける前に疑わしい身体科疾患を特定する必要がある。脳波検査によるてんかん発作のスクリーニング、脳画像検査による器質性病変のスクリーニング、血液検査による甲状腺機能異常やビタミン欠乏症、自己免疫疾患のスクリーニングなど列挙すればきりがないが、児童精神科医も各精神症状や精神疾患と関連する身体疾患の知識は適宜アップデートしておくべきであろう。院内に適当な診療科がない場合は院外のリソースも知っておくべきである。ちなみに筆者のところでは、限局性学習症や発達性協調運動障害の評価やリハビリテーションに理学療法士や言語療法士、視機能訓練士をあてることができないため、外部医療機関に連携をお願いして診療を依頼している。

　以上、児童精神科医と各診療科との連携について述べた。小児領域のコンサルテーション・リエゾンは成人領域と比較して子どもと家族が一体化しており、さらに

小児科主治医と看護師などの治療チームと子どもの心理的距離が近いために、子どもや家族だけでなく治療にあたるチームの後方支援も行うことが特徴的である。コンサルテーション・リエゾン業務を円滑に進めるには他診療科スタッフとそれぞれの専門性を尊重した顔の見える関係づくりが大切である。たまに見慣れぬ精神科医がやってきてコメントするくらいでは、せっかくの専門的意見も支援方針に反映されないだろう。児童精神科医はどのような場面で頼りになる存在なのか、まずは知ってもらう必要がある。小児科病棟スタッフ向けに児童精神医学に関するミニ・レクチャーを開催したり、終末期患者などに対応するスタッフの無力感や罪悪感を汲み取り労う機会を設けたりと日頃の積み重ねが重要である。

第7章 | 心理検査・心理療法

子どもは成長と共にダイナミックな変化を遂げていく。環境の変化も受けやすいので、節目節目でまめに評価したい。児童精神科診療は一般精神科診療よりも心理士との密な協働が求められる。薬物療法以外の心理社会的アプローチが必須となることから、心理療法を依頼する機会は多い。心理士との協働を念頭に置きながら、心理検査・心理療法について医師がおさえておくべき基本的事項を述べる。

心理検査について

医療現場における心理検査の目的は①診断を補助する材料の収集、②治療方針に関わる情報の提供、③治療効果のモニタリングに大別される。心理検査という標準化された評価尺度を用いることで客観的な情報が得られる。そして、医師以外の職種による多面的な評価が診断の客観性を担保してくれる。問診や診察ではつかみきれない情報を提供してくれることもしばしばで、発達途上の子どもの強みやサポートが必要なポイントを評価する際に有用である。

心理士に指示を出す際、検査に何を期待しているのか、はっきりさせておきたい。例えば知能検査を依頼するとき、その目的は「知的水準を知りたい」「読み書きの習得度を知りたい」「療育手帳や障害年金申請の資料としたい」「告知のための根拠資料としたい」など様々だろう。依頼目的が明確でなければ、検査そのものがあやふやになりやすい。盲児、ろう児、選択性緘黙児など子どもによっては、検査に工夫が求められることも多く、実施可能な検査内容について、心理士と事前の相談が必須である。

検査を行う場合、まず実施すべきは知能（発達）検査である。主訴が神経発達症

関連の問題以外だったとしても、性格検査を試みる前に知能検査を実施したい。産出されたIQ/DQ（知能指数／発達指数）から子どもの知的水準を知ることで、家庭、施設、学校など所属集団での適応状況も推察することができる。その後の治療方針が変わることもありうるし、受診の動機づけや主訴となる問題について話し合うきっかけになるかもしれない。代表的な検査としては、ウェクスラー式知能検査（WISC、WIPPSIなど）や田中ビネー知能検査、新版K式発達検査などがあり、それぞれ適用年齢、実施手順が異なる。

　性格検査は、性格特性や情緒的な側面を探り、対人関係や認知特性などを把握するのに役立つ。検査を依頼する際は「子どもの不安やうつ状態を知りたい」「診断に役立つ資料がほしい」「心的外傷の程度について知りたい」などと具体的に伝えたい。上に挙げた知能検査のように、標準化された検査キットや質問紙形式のものもあるが、インクの染みを見て答えるロールシャッハ検査、人物や樹木、風景を描いてもらう描画テストなど、非言語反応による投影法もある。どの検査を実施するか、複数の検査をどのように組み合わせるかは、医師が知りたい情報や子どもの状態により異なるので、心理士と事前に相談しておく。

　心理士は医療機関だけでなく教育機関や福祉施設など様々な領域で勤務している。検査を実施できる常勤心理士が複数いるところもあれば、心理士が不在で他機関に検査を外注しなくてはならないところもある。依頼方法や実施に至るまでの流れ、検査結果の説明をするのが医師か心理士かなども、各機関によって異なる。依頼したい心理検査が診療報酬点数の対象となっているか、用具や質問紙など検査キット一式の用意があるかも考慮する必要がある。こうした具体的な状況について事前に把握しておこう。

　心理検査は時間や金銭も含め、さまざまな負担をかけるため、家族はもちろん、子ども自身にも説明し、同意を求めるようこころがけたい。子どものこころの準備ができていないにもかかわらず検査を実施してしまっては、思わぬ影響が生じることもある。3歳程度に説明するなら、「今度来たときには別の先生とクイズやパズル、積み木なんかをやるよ」くらいで構わない。小学生以降ならば「パズルみたいな道具を使ったり、クイズもやったりして、君の得意なところ、苦手なところを知りたいんだ」と少しばかり丁寧に行う。性格検査については「絵を見てお話しするよ」「お絵かきなんかもするよ」と伝えるとよいだろう。「1時間くらい」など大体の所要時間も

伝えておく。子どもの不安が強いようなら、事前に検査を行う部屋を見せ、担当する心理士と引き合わせておくといった配慮も必要だろう。

　子どもによっては「検査をやって何になるの?」と問い返してくるかもしれない。「君が困っていることについて、役立つ情報が得られるかもしれない」くらいの返答は用意したい。この程度の説明で大抵は了承してくれる。注射など痛いことをするのではないかという誤解を抱いている子どももいる。不安や誤解があるようなら確認し、再度説明するようにしたい。それでも気乗りせず、納得できないようであれば、検査導入を見送ったほうがよい。

　家族には、経済的負担だけでなく、付き添いなど、さまざまな労力を強いることになる。子どもと同様に丁寧に説明しよう。検査によって、わが子が障害と診断されるのかといった不安を抱いてしまい、自責の念をつのらせる場合もあれば、子育ての粗探しをされるのではと猜疑心を抱き、説明すら拒否してくることもある。肝心なのは、「支援に役立てる」という検査の目的をきちんと伝えることである。子どもに丁寧に説明する医師と、その説明に本人なりに納得する子どもの姿を見れば、家族も安心するだろう。こうした検査導入時のやりとりから、子どもの知的水準、未知の事柄に対する不安の抱き方やその表現の仕方、対処行動、家族の様子など、診療に役立つ所見が垣間見えることもある。

　心理検査の結果は報告書に記載される。専門用語が多くわかりにくいようなら、担当心理士に尋ねるべきである。報告書の様式は各機関によって様々であるが、子どもの基本情報で始まり、①検査結果の数値、②検査時の子どもの様子などの行動観察記録、③総合所見と続くことが多い。知能指数(以下、IQ)などの数値データは、見方を知らないとわかりにくいので特に気をつけたい。

　IQを例にとって、少し考えてみよう。IQはあくまで推定値であるため、絶対的な値と捉えるのではなく、幅をもって理解する必要がある。例えば、IQ値が90〜109の範囲ならば、子どもの年齢相応の能力が備わっていると推測される。しかし神経発達症のように発達に偏りが認められる例もあり、解釈には注意が必要だ。家族などに伝えるときも、数値のみを伝えるのではなく、下位項目の内容を勘案しながら助言する。そうした助言が、将来の支援につながる。検査結果の向こう側に実際の子どもの生活場面を想起し、そこで生じる困難に思いを巡らせるとよいだろう。

　加えて、それを家族にわかりやすく説明するスキルも求められる。例えば、IQ70

を100点満点中の70点と誤って理解する家族も少なくない。IQ70とは、同年齢の子どもを100人集めて成績順に並べると、下から数えて2、3番目に位置すると推定される。30人程度の集団で一斉指導を行う通常学級では、標準域とされるIQ85以上の子どもを指導対象として想定している。IQ70の子どもはクラスでほぼ最下位にあたり、通常学級での学習は困難を極めるだろう。「〇年生なんだから」と同年代に合わせた能力を求められるのは相当な負担に違いない。ここまで噛み砕いてはじめて、実際の学年よりもハードルを下げた学習課題の設定が必要になるという助言が説得力をもつ。

　行動観察の欄には子どもの取り組みや態度が示されており、診断だけでなく将来の支援につながる豊富な情報が含まれている。不安そうに検査に臨んだが最後までやり遂げた、はじめは元気に取り組んでいたが10分程度で落ち着きがなくなったなど、同じIQであっても、子どもによって様相が大きく異なる。

　総合所見には、主訴や主症状に関する検査結果からの解釈、今後の治療や支援方針への情報などが記される。知能検査と性格検査など複数の心理検査を依頼したならば、その総合的解釈も記載されている。総合所見だけを拾い読むのではなく、行動観察も合わせて報告書を読みこみたい。

　検査結果の説明は、医師が行う場合、検査を担当した心理士が行う場合、医師と心理士が同席して行う場合など様々である。いずれにせよ、家族や学校教諭など、子どもに直接関わる大人に対して行うことを考え、具体的な支援に活かせる情報を盛り込んだ説明が求められる。「すぐに集中力が切れたようだが、休憩を入れて何とかやり遂げた」といった行動観察に対し、家族が「学校の様子と同じかもしれない」と応じれば、その問題を共有し、具体的な支援へと話題を広げることもできる。専門用語の羅列やIQのみの教示にならないよう、主訴と絡めながら平易な言葉を用いたい。

　主訴に対して具体的な支援や今後の見通しなども提案するのが望ましい。子どもの特徴を説明するときは、「長所と短所」や「得意と苦手」という表現に特に気をつける。"短所"という言葉に対し、直さなくてはいけない点だと家族や教師が受け取ることがある。そうした誤解は避けなければならない。短所を説明するなら、支援は具体的にどのようなものがよいのか、代替手段は何かなども加えるとよい。長所は、短所を補う代替手段を模索するうえでも大切になるので、強調しすぎるくら

いのつもりで説明したい。教員との協力体制や医学的な治療方針について話を広げ、具体的な支援に向けた未来の話を展開しよう。

　中学校以降の子どもの場合、本人に検査結果を説明することもある。本人が抱えた問題や状況を理解してもらうとともに、その後の長い人生において自分自身の特性や疾患とどのように付き合っていくのかを考えるのに役立つ。説明は、本人の理解力やこころの状態を十分検討したうえで慎重に行う。検査を受けた直後やその後の様子、検査についての感想などを訊ねてみるのもよい。そうした子どもの反応に家族はどう感じ、どんな言葉をかけたのかなど、親子のやりとりを通して、家庭内でのありようを垣間見ることもできる。淡々と課題に取り組めているように見えても、検査後に不安定になり、家族にイライラをぶつけていたというような場合もある。学校では問題なく過ごしているものの、帰宅後にストレスを吐き出す傾向にあるのかもしれない。そうしたことが確認できれば、ストレスコーピングに関する助言にもつながる。

　本人に対して説明するときにも「長所と短所」という言葉には配慮が求められる。問題や受診のきっかけとなった事柄を本人も認識し困っているのなら、そうした話題と絡めて説明する。その場合、必ず対策を長所とつなげる。最近では発達障害や精神疾患に関して子どもにも理解できる書籍がたくさんあるので、そうしたものを参照しながら、わかりやすい説明をこころがけたい。

　心理検査にまつわる多くの情報を一度に理解できる家族は少ない。家族が何を求めて受診したか、家族背景や理解力はどうかなどによって、伝える内容や情報量も変わってくる。家族によっては説明した内容を書面にしてほしいと求めてくることもあるが、検査の規定上、報告書をそのまま渡すことができない場合もある。キーワードの箇条書きでも構わないので、別の書面を用意し、渡せるようにするとよい。何らかの誤解を与えていたという場合も少なくない。何度か説明を重ねることを想定して、書面のコピーを手元に保存しておこう。

　性格検査の結果の説明は、発達検査の説明とあわせて行うことが多い。2つの検査結果をあわせることは、子どもの世界観や対処行動の特徴や背景を読み解く手がかりとなる。それを本人や家族と共有する行為は治療的なものである。性格検査からストレスへの対処傾向が見えてきたら、具体的なストレス対処法の検討へとつなげることもできるだろう。説明の際は、本人が自覚している特徴が反映され

やすい質問紙法の結果を先に伝え、その様子を見ながら投影法の結果を伝えることが望ましい。ただし、説明には知能検査の場合以上に経験と知識が求められる。研修会や事例検討会などで学び、上級医からの指導や担当心理士とディスカッションを重ねたうえで、はじめて開示すべきものである。「ストレス場面において回避的態度を取りやすい」「被害感が強い」「エネルギーレベルが低い」「自他境界が曖昧になりがち」といったネガティブな所見を不用意に子どもや家族に伝えるようなことはあってはならない。難解な用語をそのまま並べるようでは、誤解を与え、混乱させる。子どもの自己肯定感を下げ、診断や治療に対し不信を抱かせ、今後の治療関係も維持できなくなる。心理検査の結果を、子どもや家族にとって有益となるよう読み替え、肯定的に伝える力量が求められる。

心理療法について

心理療法と称されるものは数多ある。どのような心理療法が適用できるかは状況によって柔軟に考えたい。医師も心理士もすべての心理療法に精通しているわけではない。施設の事情や心理士の経験などによって実施可能な技法も異なる。事前に当該医療機関ではどのような心理療法が可能なのか確認しよう。エビデンスがあるとされる心理療法であっても、医師1人で扱えきれるものではない。心理士と共に研修会に参加したうえで、導入の是非などを討議するのが望ましい。医療機関での心理療法を希望する家族も多いが、地域の小児科所属の臨床心理士、児童相談所の心理司、学校のスクールカウンセラーなどが心理療法的な支援を担っている場合もある。子どもの状況によっては、そちらを勧めることも考えられよう。その際は、お願いする心理職と連絡を取り合い、連携を図るとよい。

　心理療法はその形態から個人療法、集団療法、家族療法に大別され、方法論から支持的、表出的、洞察的、訓練的なものに分けられる。ただし、多くの心理療法は、複数の要素を兼ね備えているものだ。親子同席の面接や、家族関係について情報を訊ねる場合では、家族療法的な面接技法や観察の視点が役立つなど、日常の診療場面において、心理療法を構成するエッセンスが活きることは多い。ここでは個人療法を中心に述べるが、ぜひさまざまな心理療法に触れて学んでほしい。

　導入前にいくつか確認しておきたい。心理療法は一定期間、一定の頻度で通い

続けることが大切である。例えば、認知行動療法では宿題を提案することも少なくないが、次の来院が3か月後ではその効果も期待薄だろう。本人や家族が外来に安定して通えるのかを見極めてから、心理療法を提案するほうがよい。目の前の子どもに適用できそうな心理療法があったとしても、まずは概要の説明にとどめて実施を焦るべきではない。心理療法という言葉が分かりづらそうであれば、「カウンセリング」や「お話しするよ」「お遊びするよ」など、子どもや家族に合わせた説明ができるとよい。

　心理療法を開始した場合、これまで気づかずに過ごしてきた、もしくは否認し続けてきた内面に直面して一時的に不安が強まることがある。心理療法のせいで具合が悪くなった、薬が効かなくなったので増やしてほしいという要望があっても、心理療法の中断や投薬内容の変更をすぐに考えず、まずは心理状態がなぜ変化しているのかを考察する機会と受け止めよう。問題への対応は医師が担い、心理的な面への介入は心理士が担うといった役割分担を図り、治療構造を維持するのもよい。

　以上に挙げた、導入に際しての配慮や、心理療法で起きることへの解釈と介入、展開の予測など簡単ではない。研修や症例検討など経験を積む必要がある。

　心理療法の実施にあたっては様々な限界が存在する。病理がより重ければ、効果が現れるまでにより時間もかかり、越えるべきハードルも上がる。心理療法を難しくする要因には、器質性の障害が中心にある、知的能力に制約がある、取り組む意欲に乏しい、取り巻く生活状況が厳しく症状に大きく影響している、などが考えられる。

　子どもの場合、大人と異なり、進級、進学など、所属集団が年単位で変化するというのも特徴のひとつだ。心理療法を行う現場、施した時間だけで、子どもが変化することはまずない。変化は、病院の外、それぞれの所属する生活環境の中で起きることを忘れてはいけない。

　心理療法の実施にあたっては、心理検査の結果を活用したい。事前の心理検査で子どもの言語能力が低いという判定が出ているとき、言語を介した心理療法は効果が期待できないばかりか、子どもの負担にすらなりかねない。加えて、落ち着きがなく、抽象概念の理解が苦手という結果が出ているなら、怒りや不安といった抽象的な感情を扱うには工夫が求められる。絵本など視覚的に理解しやすい道具を用いる、絵画や音楽を使う、ゲームや遊びを取り入れるといった、非言語的な

アプローチを試みる。

　具体的な例を挙げて考えてみよう。家族や友だちにすぐ暴力や暴言が出るという主訴で受診した10歳の男子に対し、怒りのコントロールを目的に心理士に認知行動療法を依頼したとする。子どもの場合、発達段階や認知特性によっても異なるが、1時間のセッション中ずっと着席して作業に取り組むことは難しい。そのため、前半20分は認知行動療法をもとに怒りのコントロールを学び、後半20分はプレイルームで遊びを中心とした遊戯療法に取り組んでもらうなど、子どもの集中力が途切れない時間配分を考える必要がある。こうした順番や流れも大切で、子どもが興味ありそうな活動を後半に持ってくることにより、前半のモチベーションも変わってくる。事前の心理検査をもとに子どもの興味や関心、得意分野などを理解しておけば、どのような活動を、どのような順番で組み合わせるのがよいか検討できるだろう。後半のプレイルームでは、勝敗が決まるようなゲームに取り組んでもらい、怒りが表出されそうな場面をあえて作ることがある。前半に学んだ怒りのコントロールをその場で実践する機会を設けて、より現実の問題場面に近づけて学習を深めることで、家庭や学校という現実場面への応用が期待できる。

　以上のように、心理士に心理療法を依頼する場合、実施の目的、つまり何を期待して依頼するのか、そして何が達成されたら終了するのかを明確にしておこう。遊戯療法を通じ一定の関わりの中での子どもの変化を定点観測していきたい、認知行動療法で認知パターンや行動パターンの変容を望むなどである。「とにかく話を聞いてあげて」というような曖昧な依頼は避ける。

　目的を明確にすることに加えて、実施期間についても考えておく必要がある。修正したい行動や症状、困っていることがどの程度改善されたら終了するのかについてイメージを持たねばならない。漫然と継続するのではなく、6回や半年などと期間を先に決めておくのもよいだろう。継続するならば、治療がどこまで進み、今後の改善が見込めるのか、心理士とこれまでを振り返ったうえで判断しよう。実施中も治療がどこまで進んでおり、終結に向けたアセスメントはどうなっているのかなど、心理士との情報共有が不可欠である。

　子どもや家族が心理療法の中断を申し出たときは、医師の一存で判断すべきではない。重要なテーマが扱われはじめ、そのために不安が高まって中止を申し出たという場合も少なくない。担当心理士と相談し、なぜ中止の申し出があったのかを

検討する。申し出の意味を吟味したうえで、それを子どもや家族にフィードバックしつつ、継続を励ますことで新たな展開が期待できることも少なくない。

　医師と心理士がきちんとしたアセスメントのもとに終結を検討していても、家族や子どもがなかなか同意しないケースもある。このような場合、進級、進学のタイミングを区切りとして提案するのも方法であろう。意外と終結を左右するのが、医師の異動である。家族や子どもに終結について説明しやすくなるばかりか、医師自身にとっても診療を振り返る機会となるだろう。

　以上、児童精神科医として心得ておくべき心理検査と心理療法に関する基本的知識と態度について述べた。心理検査と心理療法をうまく取り入れて活用することで診療内容の幅は広がる。心理士と共に学びながら各施設の評価や介入の選択肢を増やしてほしい。

第8章 薬物療法

日本では児童精神科領域の薬物の多くが適応外処方となっていたため、児童青年期の薬物療法の効果について論じることがはばかられる時代が長く続いた。加えて、海外において注意欠如多動症や双極症に関する疾患喧伝の問題が指摘され、国内でも子どもへの精神科薬の処方状況に関する懸念が後を絶たないなど、児童精神科領域の薬物療法に関する批判はいまだ根強い状況にある。一方で、近年、児童精神科領域での薬物療法に関する指針が国内のエキスパートコンセンサスのレベルとはいえ刊行され、それまで曖昧模糊としていた知識がようやく整理されはじめた。

　薬物療法を行う際には、根拠に基づく冷静な医学的判断が求められる。今日の常識は明日の非常識である。上級医の見様見真似のまま薬物療法を漫然と行ってはならない。疾患に応じた適切な薬物療法について、最新のメタ解析やランダム化比較試験の結果を吟味しながら、自らの薬物療法の知識をアップデートすべきである。

近年の薬物療法の傾向

最近は発達障害という言葉が広く知られるようになり、児童精神科医を題材とした漫画も登場するなど、児童精神科医療が以前よりも人々にとって身近な存在になってきた。診療報酬上の評価がなされたこともあって、20歳未満を診療対象とする精神科医療機関、児童精神科医の数も増えている。児童精神科領域で承認された薬剤も、自閉症（自閉スペクトラム症）に対するピモジドやナルコレプシーに用いられるペモリンやメチルフェニデートなど、かつてはごくわずかであったが、近年になって子どもの精神疾患に適用のある新薬が次々と登場している。2007年に徐放性メ

チルフェニデート、2009年に塩酸アトモキセチン、2017年に塩酸グアンファシン、2019年にリスデキサンフェタミンが注意欠如多動症の症例に対して使用可能となった。また、2016年にはリスペリドンとアリピプラゾールが自閉スペクトラム症に伴う易刺激性に対して、同時に2016年に塩酸フルボキサミンが小児の強迫症に対して、2020年にはメラトニンが小児の神経発達症の不眠に対して、2021年にはブロナンセリンが小児期の統合失調症に対して適応追加となった。このため、過去20年間で、子どもに対して処方されている向精神薬は増加傾向にある。加えて、臨床現場では成人期の薬物療法を援用した適応外の処方も行われており、数々の薬剤が承認されるようになった今もその状況は変わっていない。

　近年の調査によれば、児童青年期において、向精神薬の処方数そのものが増えているばかりか、処方の中身も多剤化併用化が進行しているとの報告がある。神経発達症の多動不注意症状に加え、情緒的問題が併存すれば抗多動薬と抗精神病薬が併用されるといったように、複数の症状を抱えて受診する子どもが多く、単剤処方におさまらないためとも考えられるが、臨床医の処方態度が関係している可能性も捨てきれない。昔と比べれば薬物療法の情報が得やすくなったものの、薬物療法のあり方は各医師の志向によって異なり、ばらつきがある。極端に薬物療法を忌避する医師もいれば、安易に多剤併用大量処方をすすめる医師もいる。今後も児童精神科領域の薬物療法について調査し、問題点を整理していく必要があろう。

処方の際に注意すべき原則

向精神薬を処方する際は、その効能よりもむしろ副作用について十分な知識を得ておきたい。ヒポクラテスの誓いで述べられている「Fist, Do no harm（何よりも害を成すなかれ）」の原則に従う。

　例えば、抗精神病薬は、適応を取得している統合失調症と自閉スペクトラム症以外にも、チック・トゥレット症、注意欠如多動症、素行症、反抗挑発症、うつ病に対し処方する場合が稀ならずある。しかしながら、第二世代抗精神病薬は、児童青年期患者に対して、肥満、高血糖もしくはⅡ型糖尿病、脂質代謝異常など、将来の心血管リスクにつながる代謝異常を惹き起こすことがわかっており、成人期の精神科患者の場合よりそのリスクは高いとも言われている。加えて、アカシジアなどの

表1-8-1　児童青年期に用いられる薬剤と副作用

薬剤	留意すべき副作用
抗うつ薬（三環系抗うつ薬、SSRI）	嘔気嘔吐、過鎮静、下痢、頭痛、食思不振、体重増加、多汗症、自殺関連事象、心電図異常
抗精神病薬（定型抗精神病薬、非定型抗精神病薬）	過鎮静、錐体外路症状、体重増加、高プロラクチン血症、高脂血症、高血糖、けいれん発作、心電図異常
抗多動薬（中枢神経刺激薬、非中枢神経刺激薬）	食思不振、頭痛、不眠、腹痛、嘔気嘔吐、低血圧、過鎮静、心電図異常
気分安定薬（炭酸リチウム、バルプロ酸、カルバマゼピン、塩酸ラモトリギン）	食思不振、けいれん発作、体重増加、薬疹、腎障害、胎児に与える影響、嘔気嘔吐、血球減少症候群、眠気
睡眠薬、抗不安薬	倦怠感、脱抑制、不安に対する回避行動の助長、長期連用や依存が生じる可能性、眠気の持ち越しによる生活リズム不調

錐体外路症状も成人期に比べて生じやすい。

　また、不安症や強迫症を中心に用いられるすべての抗うつ薬において、自傷や他害のリスクを鑑み、24歳以下の児童青年に対する投与は慎重であるよう添付文書で注意喚起がなされている。さらに、注意欠如多動症に対して用いられる中枢神経刺激薬については、依存・乱用の懸念から流通管理委員会が設置されており、処方医には食思不振、頭痛、心電図異常といった副作用への配慮が求められる。

　児童青年期に用いられることのある主な薬剤と留意すべき主な用途と副作用を簡単に表1-8-1にまとめておく。

　残念なことに、診察を受けていながら、年に1度の体重や血糖の測定すらなされていない子どもも散見される。処方後に顕著な体重増加が起きているにもかかわらず、年齢相応の成長である、食欲旺盛がその子の個性と安直に受け流し、見逃していないだろうか。担当医が交代になった際に、あらためて成長曲線などで経過を確認しなければならない場合も少なくない。知的障害を伴う自閉スペクトラム症

の子どもでは、知的障害者施設の職員の意向で抗精神病薬の減量がうまく進まない例もある。自傷・自殺などの問題が生じたときに抗うつ薬の影響を強く懸念するわりに、子どもの肥満に対して関心が低いのは、いかにもアンバランスだ。短期的リスクだけでなく、長期的リスクも念頭に置いた処方態度をこころがけたい。

　頓用薬は不適切処方の入り口になりやすい。児童青年期ではアリピプラゾールとリスペリドンが保険適応となっていて、神経発達症の子どもに対する抗精神病薬処方が増えつつあり、頓用薬としてもよく用いられている。抗精神病薬の頓用薬が引き起こす「隠れた多剤併用大量処方」は以前から指摘されており、児童青年期においては、特に行動上の問題が大きな事例などで「不穏時」もしくは「イライラ時」に対し頓用薬が処方されやすい。ひとたびベンゾジアゼピン系の薬剤を不眠時や不安時の頓用薬として処方すると、しばらくして「いつも使ってしまうので、毎日飲めるようにしてもらえませんか?」などと子どもや家族から求められ、長期連用の問題が発覚することも少なくない。ベンゾジアゼピン系薬剤に依存性の問題があることは言うまでもない。

　頓用薬の漫然とした処方を防ぐには、頓用薬の使用を提案する前に、その判断をいったん頭の中で保留することである。これまで述べた子どもや家族への関与の基本に立ち返り、子どもの感情に着目しながら話を聞き、気持ちを鎮めるような言葉かけをこころがけ、安眠や安心を導く環境設定を検討することが役立つだろう。頓用薬の処方によって、子どもの精神医学的理解を棚上げしないようこころがける。やむなく用いる場合は、しっかりと使用状況、使用頻度、投与前後の変化などを確認して、常に中止を検討する態度が欠かせない。

　薬物療法は子どもの生活改善に益をもたらす場合も多いが、害も必ず隣あわせに存在する。薬物療法を行うときは以下のようなこころ構えを持っておきたい。自らが下した診断の妥当性を常に検討しているか、親と子ども双方に説明がなされて同意が得られているか、標的症状は明確か、評価尺度などを用いて継続的評価をする準備があるか、投与前後の身体検査を実施する準備があるか、可能な限り少量から投与を開始する意識を持っているか、症状変化だけでなく副作用にも十分配慮しているか、継続か中止かを常に検討する姿勢があるか、などである。

　以上、児童青年期の薬物療法について処方時の留意点を中心に述べた。薬物

療法の効果を最大限に引き出すためには、なぜ薬を使うべきなのか、どの程度の効果が期待されるのか、中止について話し合えるのか、懸念される副作用は何か、それはどの程度か、自分の治療に占める薬物療法のウエイトはどれくらいなのか、薬に頼らずとも改善できる余地は残されているのか、というところまで親と子どもが理解できることが大事である。

例えば、不安という感情が同定できるレベルにない子どもの場合、抗うつ薬の効果の実感を尋ねられても「なんとなく」と首をかしげるばかりだろう。主体的に開始した治療でない限り、一時的に治療効果が実感できたとしても、親への反抗心から、内服を拒否してしまうこともある。

抗精神病薬や気分安定薬では服用習慣が大切になるが、子どもや親の理解が不十分だと、「睡眠薬」のように受け止め、頓用で使うようなことが起こっても不思議ではない。子どもも親も納得できる最新の情報に基づいた説明に留意し、治療関係をしっかり作るようこころがけたい。

第9章 | 移行と終結

ほとんどの児童精神科には診療対応の年限が定められている。そのため、15〜18歳を迎える頃に移行や終結を巡って話し合いがもたれることになる。この時期はまた、高校進学や大学進学を迎え、多忙から来院が難しくなるころでもあり、同伴する親の都合がつかなくなるころでもある。通常の終結や転医と異なり、児童青年期から成人期への移行に際してはそれなりの見守りや助言が必要となる。事例に応じて児童精神科が関わる上限年齢を設定するのが理想であろう。可能な限り柔軟に対応したい。

　昨今、小児期から成人期への治療の引き継ぎについて、改めて関心が高まっている。2013年の日本小児科学会による「小児期発症疾患を有する患者の移行期医療に関する提言」以降、小児科領域の慢性疾患や重度身体疾患の子どもたちを中心に論じられる機会が増え、持ち越しを意味する「キャリーオーバー」という言葉に換えて「トランジション」もしくは「移行期」という言葉が用いられるようにもなった。児童精神科の子どもたちも例外ではないはずである。性格や発達特性とは生涯にわたって付き合うことになるし、双極症や精神病性障害の場合も薬物療法を中心にした支援と継続してつながっていかねばならない。小児科における慢性疾患と考え方は同じである。社会的には成人として扱われる20歳（2022年度より18歳）を迎えて、安定した自立を達成できているものは少ないだろう。児童精神科の診療年限に達したからと、医療側の都合で成人医療機関への移行や終結を突然言い渡すような紋切り型の対応は避け、大人になりゆく子どもたちのため、最善をこころがけたい。

移行期の基本的態度

移行期の選択肢は大きく分けて3つ挙げられる。治療終結するもの、完全に成人対象の精神科医療機関に移行するもの、児童精神科医が成人期以降も診療を継続するものである。どれを選ぶのか、方針の決定には十分な時間をかけたい。これまでの診療ではどんなことをしてきたのか、回復過程はどんなものであったか、一連の過程の中で子どもと家族はどのように変化したのか、現在の診断と治療方針はどんなものであり、積み残されている課題や今後の懸念は何なのか、検討する点は多い。本人の望みに応じて情報を提供する。

　主治医、家族、本人が協働してこれからの方向性を決めることになるが、本人の意思表明を最大限に尊重することだ。このような意思確認は子どもの成長と共に節目節目で行うものである。その意味では、移行の課題は初診時点からはじまっているとも言える。一部は精神障害に対する偏見に長く悩まされることになるかもしれない。児童精神科時代の回り道を取り返すように頑張り、「普通」であることにこだわって無理をした結果疲弊することもある。終結を焦り、支援機関から遠のき、障害者手帳取得などの支援を拒んだために行き詰まる、といった事例も後を絶たない。あくまで本人の価値観に寄り添い、受容過程に伴走するのが基本だが、長年の経過を知る児童精神科医の助言は欠かせない。

　当たり前だが、精神科通院を長く続けたいと願う子はいない。児童精神科を卒業したいという希望に寄り添い、自立と自律のために必要な子どもの対処スキルや知恵が増えるよう援助したい。精神療法的関与が奏功し、子どもが自己理解を深め、家族の余裕も出てきていることが確認できば治療を終結する。不調時の対処、再発予防のために取るべき行動、再発のサインについては念入りに確認しよう。主治医が終診を急ぐあまり、主導して薬物療法中止を試みるも時期尚早で失敗に終わる、という事態は避けたい。子どもの意向に対して、冷静に緩やかなブレーキをかけつつ進めるのが基本である。

　高校進学や大学進学という節目で、精神科通院の終了を申し出る子どもは多い。春先には「お世話になりました」と頭を下げて外来を去る子どもの後ろ姿を見送ることになる。そうした場合も、他の医療機関を紹介するときと同様に「一旦終診」という形を取る。卒業という言葉を過度に意識し、後戻りすまいと限界を超えて我

慢する子どももいるので、いつでも気軽に外来に顔を出してよいから、と声をかけて送り出そう。

　成人対象の精神科医療機関に通院する際には親の関与が少なくなり、本人主体の相談が中心となる。主治医その他の医療関係者に対して、自らの経過を理解してある程度の主訴を述べることができ、治療経過に不具合が生じていれば困っていることを相談できるのが理想である。成人期への移行を控えた目の前の患者がどの程度の準備ができているか、成長過程を見極めねばならない。高校生の年代では自らの特性や病状、経過の理解にはかなりのばらつきがある。特に治療や支援の中断が不良な転帰につながると予測される子どもには十分な配慮が必要だろう。困ったことが生じても、自発的対処が苦手で早めに相談できない例もある。紹介先の通院医療機関の医師と相性が合わずに治療を中断する例も見られる。地域へ紹介したはずの子どもが精神科救急医療の対象となって、入院先から診療情報照会を受け、はじめて支援が長らく途絶えていたと知るようなこともときに起きる。いざというときは電話やメールでの連絡を受け付けるし、再診も可能だと伝えおく。繰り返すが、治療や支援の中断には最大限の注意を払いたい。

連携の再構築

児童精神科から成人期へ移行する場合、生物学的治療だけでなく、継続的な心理社会的支援が求められる事例は多い。しかしながら、一般精神科診療所は大抵一名の精神科医と医療事務で業務を回しており、子どもと家族、地域を含めた全体的なケースマネジメントまで手が回らないのが実情である。心理的サポートができる精神科看護師や臨床心理士、ケースマネジメントのできる精神保健福祉士まで雇用しているのは一部の医療機関だけであろう。移行先の医療機関の特徴を考慮し、うまく移行が進まない事例については、手を引かずに児童精神科医が支援の枠組みを再構築していく必要がある。

　自立のための経済的支援や就労支援が将来的に予想される場合、あらかじめ障害年金や精神障害者保健福祉手帳の仕組みについても伝えて、子どもが持つ偏見のハードルを下げておきたい。将来的な年金診断書発行がほぼ確実な事例の場合、成人対象の精神科医療機関では発達評価や幼少期の経過の再評価が難しいこと

もあり、書類作成までは児童精神科医が診療するのが理想である。年金診断書の
コピーと共に成人対象の精神科医療機関あてに紹介状が作成できれば、より丁寧
だろう。

　移行期は心理社会的支援のハブ機能を果たしていた学校との関係も薄れ、児童
福祉法の年限である18歳を迎えると児童相談所をはじめとする子ども向けの福祉
サービスも手を引く。福祉や教育の支援の枠組みが一気に成人期へ移行してしま
うことになる。身近な相談先が一斉に変更となるため、子どもの不安は大きい。高
校卒業後や大学進学後に関係者の努力によってうまく心理社会的支援が継続する
例もあるが、一部である。本来、より丁寧に関わる必要がある時期と言える。

　特に、児童養護施設や児童心理治療施設に入所している子どもたちは、18歳を
境に施設を退所して、不安定さを残す家族の元に戻るか、慣れないグループホーム
などに生活の場を移すことになる。少年院から退院したばかり、保護観察所がま
さに関与しているといったように、少年司法が関わっている子どもでは、安定した
自立の場所を得られずにいることも多い。身体障害と精神障害や知的障害を併存
する場合、制度の狭間に落ち込んで支援が途切れる可能性もある。父母の不和や
精神疾患など家族が抱える問題を子どもが支えているような場合には、自立と家
族の安定とを天秤にかけながら、長く悩んでいる場合もある。

　児童精神科医には、様々なリソースをつなぐ、のりしろの役割が求められている。
そのためにも、児童相談所以外の社会資源と日頃から連携しておきたい。市区町
村の相談窓口以外に、子ども若者総合相談センターや若者サポートステーション、
地域ユースプラザ、就労移行支援事業所などを把握しておくとよい。

　あくまで上記は理想にすぎない。日本の多くの地域で児童精神科周辺が抱える
医療資源は限られている。十分な労力を割けないまま、早ければ高校生の段階で
成人期の精神医療へと移行していくこともしばしば起きる。一方で、一般精神科
医療機関は18歳以上を守備範囲としているところも多い。思春期から青年期にお
いては精神保健上の問題が生じやすいにも関わらず、このようなギャップが存在す
る。それを埋めるためにも、症例検討会や研修機会を通じて、児童精神科医は地
域の一般精神科医との連携をいっそう強める必要があるだろう。

第 2 部

各 論

第1章 | 不登校

　筆者の勤務先を初診で訪れる子どものうち40％が30日以上続けて学校を欠席しており、文部科学省が定義する「不登校」にあたる。その程度は様々で、学校には行けても教室に入れない保健室登校や遅刻、断続的登校といった状態はこの統計には含まれない。こうした不登校周辺の状態も含めると、外来を訪れる子どものおよそ半数近くが登校困難を自覚しているだろう。

　文部科学省が発表した2019年度の「児童生徒の問題行動・不登校等生徒指導上の諸課題に関する調査」によると、1991年度に1000人あたり5人程度であった小・中学校の不登校生徒数が、1998年度以降に1000人あたり10人程度となり、2013年度以降は1000人あたり15人程度と急増している。昨今はコロナ禍における子どもの精神不調の増加によって、さらにその数は伸びた。今や不登校であることはさして珍しくない。この状況から、適応指導教室や民間支援団体を利用した場合も出席扱いとされるようになり、学校も不登校に寛容になりつつある。

　にもかかわらず、不登校は親に強い焦りを生じさせる。今まで元気に振舞っていた子どもが、初めて社会的な場面から退却し、家庭の中で無為に過ごす姿を見せるのだから無理もない。児童精神科を訪れる親の主訴の1位は、今も昔も不登校である。

　なお、成人した社会的ひきこもり者のおよそ3割が思春期前期に不登校を経験しているとされる。ただし、不登校自体は必ずしも将来的な社会的ひきこもりと直結する現象ではない。不登校経験が将来の社会的ひきこもりと関連するのは間違いないが、数か月から数年の経過で改善する事例も多い。混同されがちではあるが、不登校と社会的ひきこもりは区別して考える必要がある。

不登校の背景

不登校の背景もまた実に多様である。医師には、不安や抑うつ、精神病症状への治療・支援に加え、家族との葛藤などの心理的側面や、学校生活などの環境面まで、様々な背景への目配りが期待される。生物、心理、環境といった様々な要素が交わるのが不登校という現象である。

　精神医学的な観点をあげればきりがない。登校時に悪意のある幻聴が聞こえてくるといった精神病症状、集中力低下や意欲低下から学業不振に至る抑うつのほか、腹痛や頭痛などの身体症状が登校直前の不安・緊張と関連していることもある。教室などの大人数で過ごす場面で生じる過呼吸発作や動悸を含む対人緊張、母親との分離不安、マスクやメイク道具が手放せない視線恐怖や醜形恐怖、心的外傷からくる侵入体験や回避症状、過剰適応と疲弊を繰り返す気分変調も見逃せない。インターネット依存やゲーム依存を背景に、現実世界から遠い生活となり、続いて生活リズム不調と精神不調を来たす事例はコロナ禍では特に増えた。不登校にはいずれも精神医学的背景が想定される。大半は何らかの治療や心理的支援が必要であるが自宅もしくは保健室にとどまり、医療が関与する子どもは一部である。

　ここで、不登校の心理的背景についていくつか考えてみる。自閉スペクトラム症、注意欠如多動症、限局性学習症などの神経発達症の特性を持つ子どもたちの場合、学習能力もばらつきが大きく、一定の規律に沿った集団生活に馴染まない。アルバイトや課外活動、インターネット・ゲーム内で出会う仲間との交流に意義を見出していれば、再登校に価値を認めない場合もあるだろう。いじめ被害を契機に疎外感を味わい孤立を深めたような場合、子どもたちだけの力で解決するのは難しい。思春期であれば、他者と自己とを比べやすい心性も関わってくる。環境面に目を転じれば、不登校に焦る親から「少しは勉強を」「明日は行かないのか」といった登校刺激や、教員からの「みんなが待っている」といった励ましが、逆に高いハードルとなる場合がある。身体的・心理的虐待へと発展し児童相談所が関与するに至ることもあれば、逆に居場所をなくした子どもが非行や家庭内暴力へと向かうこともある。きょうだいや祖父母との関係が影響を及ぼすこともまれではない。不登校から二次的に生じる環境にも注意を払い、丁寧に紐解いて支援することが児童精神科医には求められる。

以上のように生物、心理、環境それぞれの側面が相俟って生じるのが不登校である。どこかに原因を求めて犯人捜しにやっきになっても、状況の改善が見込めないばかりか、関係者を追い詰め、子どもや家族の回復の力を削ぎかねない。まずは本人、家族、教員と良い関係を作り、経過を共に理解していくしかない。

診療にあたって

再登校という目標を錦の御旗に掲げても、診療はうまくいかない。焦る親と同じスタンスでは子どものこころは閉じてしまう。子ども自身も「本当はみんなと同じように登校ができればいいのに行くことができない」「行く意義が見つからない」と苦しんでいる場合がほとんどである。自宅で過ごす自分を卑下して駅前のスーパーにすら出かけられなくなる者もいる。心情を慮りつつ、今ある姿を容認しながら子どもの話に耳を傾ける。不登校の子どもたちは、焦る親との衝突が収まり、自責の念がやわらげば、たいてい健康的かつ建設的なやり取りができるようになるものである。「学校にさえ行ってくれれば」という親の焦りから外来診療が開始されることも多いが、診療をきっかけに子どもの内面が変化する場合や、それまでなんとなく避けられていた家庭問題に光が当たる場合もときにある。子どもの語りから親が知らなかった事実が明るみになり、新たな家族の形が模索されようになることも多い。

　診療にあたっては、不登校という現象に慌てる必要はないことを伝え、登校を焦る親やそれに同調する周囲の人たちと、それに背を向ける子どもとの間を取り持ち、明らかになった学校環境とのミスマッチをどのように解決すべきか助言を重ねる。葛藤から解放され、付随する心理社会的背景や精神医学的問題が解決されるまで、安心して家庭で過ごせるよう、子どもに保証を与えることが優先される。

　一方で、悩んだ挙句に登校刺激を続けてしまう親の気持ちにも気を配りたい。「肩身が狭くて同僚との世間話に入っていけない。そんなストレスを思わず子どもにぶつけてしまった」と、珍しく相談に訪れた父親が、後悔を吐露することもある。不登校の親という少数派の立場に突然立たされ苦しむ心情に思いを馳せ、どこにでもある問題、家で元気にしているならば大丈夫と、軽々しい態度で接することは慎みたい。励ましたつもりが裏目に出て、反感を買うこともしばしばである。不登校を誰が一番に問題としているのかを明らかにしながら、その人が抱える将来へ

の不安や懸念を解消していくことが求められる。

　当事者が教員にいろいろと求めがちである点にも注意したい。十分な対応を取ってくれれば不登校にならなかったと愚痴る親もいれば、特別な措置を講じてほしいと訴える親もいる。ないものねだりと諭すのも、親の意向を汲んで教員側にさらなる要望を求めるのも、いずれも解決には遠い。不登校が複合的な問題だからである。

　不登校を主訴とする相談では、子どもの1〜2割が来院しない。相談に訪れた者を一番困っている人物とみたてて、そこからアプローチしていくとよい。こうした対応は支援機関のベテランスタッフの得意とするところであり、大いに学びたい。アンデルセン童話の北風と太陽のように、周囲の対応ひとつで子どもの行動が変わることもある。

　不登校／ひきこもりが長期化し、自らの挫折に傷つき、社会参加を躊躇する子どもと焦る家族の関係が膠着する場合がある。ひきこもりへの展開が予想される経過である。親の支援を目的に、児童精神科医が親の診療録を作ることもときにあってよい。許容される範囲内の保険病名を付与して、ひとまず診療録を作成する。これが難しい場合は、ひきこもり支援センターなどの若者支援機関と連携を取って適宜専門相談につなげる。近年はひきこもり支援はまず家族支援からと考えられている。CRAFT（コミュニティ強化と家族訓練：Community Reinforcement and Family Training）を用いた手法は参考となる。

　当事者が来院しなければ医療行為はできないと門前払いをする医療機関もあるが、感心しない。例えば、相談を続けたい一心で飲まない薬をもらいに通ったものの、「本人が来なければ処方できない」と主治医に告げられた母親が、無理な来院を子どもに強いたことから殴られ怪我を負ったという事例もある。この事例では、その報告を最後に来談が途切れてしまった。

　児童精神科は困った子どもと家族がいつでも立ち寄れる場所であることを目指し、何らかの形で支援を提供し続けたい。親子の関係が変化し、精神科受診について話し合える余裕が生じたときに、子どもに向けたメッセージや主治医の連絡先を託すという方法もある。遅れて子どもが来訪し、治療につながることも想定しておきたい。子どもからの連絡があれば労い、待合室への来訪が負担になるようなら、院外の駐車場での診察やオンラインでの診療でも構わないとする余裕がほしい。

　不登校の背景に治療可能な精神不調が存在するならば実施する。実施に当たっ

ては、精神科での治療の敷居を下げることからはじめる。登校や社会参加に支障をきたしている不安などの病態について十分説明し、精神医学的治療がどう作用するのかを理解してもらってからでないと十分な効果が期待できない。不登校／ひきこもり児・者を支えるのは地域の福祉機関の職員や教員であるため、精神医学的治療の概要や適応について知識提供し、子どもや家族の不安が解消できるよう後方支援を依頼することもある。洗浄強迫や確認強迫などの強迫症状、一定の場面や状況に対する不安や恐怖による回避症状があるようなら、不安となる対象とそれに対する子どもの行動に焦点を絞った精神療法が有用である。子どもが何に不安を感じて行動を避けているのかを明らかにし、不安が生じるメカニズムとそれを軽減する方法を伝え、具体的な目標を立て、励ますとよい。生活記録表などで日常生活を十分モニタリングして、取り組めそうな課題があれば合意を取りつつ症状に取り組んでもらう。例えば、社交不安症で満員電車や教室の中で視線を下げてしまう回避行動があるようなら、下校後の保健室で校長先生と会ってみるといった目標設定もよいだろう。カーテンを閉め切って室内に長期にこもる子どもに対しては、睡眠状況の改善を図りたい。分離不安症を抱える子どもの場合、本人の合意を得ながら、親が付き添わない時間を増やす工夫が求められる。強迫症の子どもの場合、周囲を巻きこんだ強迫行動をまずはなくすため、巻き込まれ続ける弊害を家族に問題提起するところから始めたい。常識的な認知行動療法のエッセンスを助言し、設定した目標に向けて努力してみたときに生じる不安の度合いを一緒に点検するとよい。まずは1週間やってみて、また再点検という具合に子どもと一緒に目標の再設定を行うことも大事である。なお、薬物療法を行う場合は、適応外使用の問題も含め留意点を十分説明する。子どもの不登校の背景には多く不安症が存在するので、SSRIなどの抗うつ薬の出番は比較的多いだろう。なお、ベンゾジアゼピンなどの屯用薬は回避症状を助長する可能性があるので、安易な処方に注意したい。

助言について

教員と連携する際の留意点も簡単に触れておこう。会えないことには支援ができないからと、なんとか学校に来るよう説得を試みる教員は多い。「このままだと進級があぶない」という言葉を伝家の宝刀のように用いる者もいるが、当の教員ですら

実際にはこの言葉の効果を信じてはいまい。「スモールステップで登校してみよう」という助言も、精神科的治療が必要な場合には役立たないだろう。なお、医師も安易に「スモールステップ」という言葉を使うことがあるので注意しよう。

「みんなが待っているから、少しだけでいいから顔を出したら?」「今日は少しでも学校に来れそうか?」「焦らずゆっくり」「段階的な登校」という言葉もありふれているが、みんなとは誰なのか、少しとはどれくらいの時間なのか、ゆっくりとはどれくらいのペースなのかがイメージできて、はじめて意味のある助言となる。

　子ども不在のまま、親と教員が曖昧な医師の助言を頼りに段階的な登校を約束してしまい、上手くいかない事例も耳にする。安易な対応では、不登校の子どもが不安に飲み込まれるばかりである。周囲の期待に応えようと無理をしても、登校しては困難を感じて休むことを繰り返せば、益々自信を失うことにもつながる。

　以上、不登校の子どもと家族に関わる際の児童精神科医の心得について述べた。最近は不登校・ひきこもり支援団体や若者支援機関と教員との連携も盛んで医療機関以外の場で回復していく事例も多い。不登校状態から比較的早く回復する事例もあれば、社会的ひきこもりへと至り、成人期以降も粘り強く地域の福祉機関が家族支援を続け、親亡き後の経済的相談が生じてはじめて当事者とつながる事例もある。支援機関の中で回復していく様々な事例の経過についても、よく知っておきたい。

　筆者のところでは、青少年相談センターや教育相談センターへ若手医師を派遣して不登校事例に関する連携のあり方を学ぶ研修体制を作っている。不登校の子どもは、家庭に居場所ができることで回復の兆しを見せる。生活が回りはじめると、「はじめてバスと電車に乗って都内のイベントに出かけた」「数年ぶりに友だちから誘われて映画に行けた」「はじめて留守番ができた」「学校の友人を久々に家に呼んで遊べた」などのささやかな成功体験を報告してくれるようになる。友人からのふとした誘いのメールや教員の誘いでなんとなく参加してみた課外活動など、展開は偶然に負うところも大きい。

　そうしたことが重なれば、いずれ外来を卒業していくか、最低限の薬物療法を継続する形で通院間隔を空けることができるようになる。児童精神科医としては目の前の問題解決に躍起になるよりも、長期の経過を想像しながら関わることが重

要である。

第2章 不安症状

　児童精神科を受診する子どもの多くは何らかの不安症状を抱えている。筆者の勤務先の初診時スクリーニングで閾値以上の不安症状を示す子どもは40％を超える。不安症はうつ病をはじめとする様々な疾患と連続性があり、多くの精神疾患と併存する。

　適度な不安や緊張は健常者も感じるもので、重要な課題に臨む際にはむしろ必要なものですらある。臨床症状として扱われる強い不安・緊張には、共通して回避行動が伴っている点を改めて確認しておきたい。特定の状況、場所、または刺激に対して恐怖、怒り、恥ずかしさなどの感情を背景に、不快感の予期が生じ、特定の状況や場所、刺激を回避しようとする。不安を主訴に訪れる人は総じて、不快感情をありのまま受け入れるのが苦手だといえよう。

　不安が生じる契機により、分離不安症、社交不安症、特定の恐怖症、全般不安症、パニック症、強迫症とそれぞれ診断される。安全基地である保護者の傍から離れて過ごす不安な状況を頑なに回避するのが分離不安症、強い羞恥を感じる社交場面を回避するのが社交不安症、動物や昆虫、高所など特定の対象や状況に恐怖を感じて回避するのが特定の恐怖症、日常生活全般の事象に漠然と感じる不安を回避するのが全般不安症、閉所や広場など特定の状況で生じる動悸や胸痛、窒息感やめまいなどの身体感覚に死を予感させる恐怖を感じて回避するのがパニック症、特定の場面で生じる不快感情や嫌悪感情を回避するために不合理な儀式的行動を繰り返すのが強迫症である。いずれも強烈な不安が生じる契機とその回避、不安の増悪という悪循環で成立している。

　なお、強迫症はDSM-5以降の診断基準改訂で「こだわり」や「繰り返し」に焦点があたり、醜形恐怖症、ためこみ症、抜毛症、皮膚むしり症と一緒に分類されて

いるものの、治療では、不安や怒りといった不快感情からの回避行動を扱うことから、その他の不安症との共通点が多い。

子どもの不安症

子どもの場合、不安の表現の仕方は年齢によって様々である。乳児期の人見知り、幼児期の雷や動物への恐怖、学齢期での怪談や人の死に対する怯えは正常範囲とされるかもしれない。不安症の子どもの場合、その不安が同年齢集団より強く、長く続く。幼児期では強い癇癪や拒否、母親へのしがみつきといったかたちで現れる。児童青年期では、不登校／ひきこもりのかたちをとることもあれば、逆に石橋を叩いて渡ると呼ばれる完璧主義となって現れることもある。自律神経症状のかたちをとることも多く、その場合、動悸、呼吸困難感、不眠、吐き気、腹痛、下痢、頭痛などが周期的・持続的に生じてたびたび小児科を受診することになる。1年程度の通院で症状が消退する者、薬物療法のみで軽快して薬の処方さえあれば問題なく生活ができる者、入院治療が長期間必要となる者、強い不安のため通院さえままならない者など経過も患者によってさまざまである。

　不安症をひとつの診断に限定することは難しい。主訴にあたるものが主診断となるものの、複数の不安症が重複する場合がほとんどであり、後にうつ病を合併することも珍しくない。幼稚園時代に人見知りが強く母親が離れることを極端に嫌がり、近所の犬を見れば怖がっていつも泣いていたが、後に社交不安症による不登校が断続的に続き、高校時代以降は多少登校できるようになっても学校での過剰適応とうつ病の反復に悩まされる、といった展開がしばしばある。

　自然寛解することは少ない。不安が強い場合、大人になるにしたがい何らかの対処をしながら適応していくが、不安を感じやすい特性が霧消するわけではなく、多かれ少なかれ何かに悩まされている。生来の不安や敏感さのため、その対処に人一倍エネルギーを費やさざるをえず、徐々に社会的活動範囲が狭まって、意欲が低下していく傾向に陥りやすい。また、不安が強い子どもは日中外に向けていた敏感な自らのアンテナを夜は自分の内界に向ける。そのとき考えなくてもよいことについて夜中の布団の中で延々考えを巡らせることもしばしばである。このため、睡眠の質は浅く短くなりがちで疲弊しやすい。医師は子どもと親が不安の仕組みを

理解し、ストレスを安易に回避せずうまく対処できるよう、助言を続けたい。まずは不安に関する心理教育や認知行動療法、そして必要に応じて抗うつ薬などの薬物療法を提供しながら成長過程に伴走する。

　発症の背景には、生来の脆弱性と不安を強化し維持する生活環境がある。経過を辿ると扱いにくかった幼少期がしばしば確認される。例えば、人見知りや分離不安、夜泣きや癇癪、音やにおいへの敏感さなどである。一部は自閉スペクトラム症やチック症の発達特性と重なる。敏感で不機嫌になりやすい子どもを何時間も抱っこし続けた、いつまでも離乳ができなかったなどの苦労が母親から語られることも多い。特定の状況や場所で自分がどう振舞ってよいか迷うとき、体験する感情を言葉にしながら周囲に助けを求め対処を学ぶことができれば、不安を小さくできるだろう。しかし、そうした表現が苦手な者は周囲に援助を求められず、上手に状況を切り抜けられないため、不安が解消されにくい。表現を苦手とする点や過敏な点、見通しが立たない状況を不得手とする点も一部の神経発達症にみられるエピソードである。

　不安を感じやすい傾向は遺伝するため、家族の誰かに神経質、几帳面、強迫的などの特性を認めることもあり、外来では同時に不安の強い親やきょうだい児と出会う。親も、子どもに先んじて問題解決を図り、自己主張が必要な場面で子どもの代弁をするといった対応に慣れており、寄り添って支えるよりも子どもの不安に振り回されがちである。一緒に悩んだまま解決の糸口を示せないばかりか、不安でぐずぐずする子どもに苛立ち、叩いたり怒鳴ったりと叱責を重ねることもある。迷いが多く、場当たり的な判断を下しがちなため、一貫した態度で子どもを導くことができない。こうした過保護、もしくは虐待を疑う状況や、見通しを示せない一貫性のない子育ては、いずれも子どもの不安を助長する。これに幼稚園や学校での集団行動に対する不適応のエピソードが重なり、生来の脆弱性と環境の相互作用の結果として発症する。

治療について

認知行動療法と抗うつ薬による薬物療法を併用すればそれなりの効果が期待できると一般的には言われている。問題は、幼児期から学童前期の子どもの場合、感

情と思考を切り分けて話し合うことが難しい点である。言葉が拙く「なんか嫌」という言葉に代表されるような嫌悪感の表出に留まるならば、当然ながら認知行動療法は難しい。最近では子ども向けに認知行動療法のセルフヘルプを扱った書籍もあるが、焦る親ばかりが課題に取り組み、当の子どもはそれを見ているだけということも少なくない。分離不安症や特定の恐怖症は低年齢での発症もあり、その場合、外来の限られた時間で、言語を介した心理療法を試みることは難しい。不安が強いときにはそもそも内服自体が忌避されやすく、子どもの強迫症に承認されているのが塩酸フルボキサミンのみという現状もあって、薬物療法にも制約が多い。

杓子定規な治療法にこだわらず、とりあえずは不安という症状について子どもがわかるよう十分に説明をすることからはじめる。不安にまつわる逸話を聞きながら、「○○ちゃんは本当に心配性な子なんだね」などと症状を気長に外在化していくのがよい。「かんぺきくん」「○○しナイトくん」「キタナイおばけ」などと一緒になって症状に名前をつけることもある。また、「不安の温度計」のように説明しながら不安階層表を作成し、不安の推移を記録してもらって話し合うのもよい。多忙な外来の中、子どもに対し認知行動療法なアプローチを行うにはそれなりの工夫が求められる。

家族支援も重要である。親に不安の成り立ちとその悪循環について説明し、子どもが不安に飲み込まれず、乗り越えていけるよう励ます役割を受け持ってもらう。子どもの訴えに振り回され、回避行動を助長し、不安を憎悪させることのないよう助言する。不安にぐずつくことに焦り、本人の行動を強引に修正させようと無理強いするのがよくないことを伝えたい。

曖昧な励ましよりも具体的な目標設定が大事だが、簡単ではない。強迫症は、着替え、洗面、入浴、保清などにこだわるため、家族をも巻き込む。治療開始当初は、家族に余裕がなく、不安に任せて子どもが突きつける要求に従うばかりの日々に疲弊している。要求に答えなければ子どもが苦しむのではないか、しかしわがままを許容してはいけないのではないか、と逡巡する日々を送っている。両親の意見が割れて不仲となるばかりか、一貫性のない対応を招き、症状を増悪させることすらある。

子どもも、思い通りに不安を解消してくれない親を責める者もいれば、自制が利かず親に迷惑をかける自分を責める者もいる。なんとか自制できる凪の時間と強烈な不安にとらえた嵐の時間が交互に現れるため、顔色をうかがいながら腫れ物に触るような対応が続き、互いの疲弊を招く。不安症状が契機となって、子ども

が求める不安の解消と家族の対応が行き違い、家庭内暴力や引きこもりへと発展することもある。このように、子どもと親とが、家庭内で不安を増幅させ悪循環に陥る場合、双方に疲弊の色が濃い場合は入院治療を考慮することもある。もちろん、入院決定に躊躇する家族も多いため、医師の判断だけが先行しないよう留意したい。入院は巻き込み型の強迫症、不安症を伴うゲーム症などの事例で多い。悪循環が生じた環境からいったん子どもを切り離し、外出や外泊といった短時間の枠組みを設定して、崩れてしまった家庭のルールの立て直しを図る。こうした練習を繰り返しながら、子どもと親の対処を考え直すとよい。

　退院後、外来で経過確認するのみでは、元の木阿弥となる例も多いので注意しよう。学校および児童相談所や訪問看護ステーションなどの地域資源を利用しながら、子どもと親を励ましていくことが大事である。生活面での負担軽減を図ることも重要で、サポート校への進学や書字困難などに対する学習環境の配慮によって症状が緩和することもある。連携の際は支援者に対し、子どもの不安の背景や経過、家族のあり方、子どもの発達特性と適切な環境設定、具体的で達成可能な小さな目標設定など十分情報提供を行いたい。とりとめのない不安の訴えの傾聴に終始して、逆に不安の背景を理解しない激励を繰り返すような支援者を生まないよう気を配る。

　子どもの不調の背景には不安症状が多く併存している。子どもの不安や回避行動が治療可能な症状であると認識されておらず、元々の性格や気質だと考えている家族も多い。正しい対処をすれば苦痛を軽減できることを伝え、わかりやすく回復の道筋を示す姿勢は子どもや家族にとって助けとなるだろう。児童精神科医は、不安に悩む子ども自身と、日々の対応に頭を悩ませる親の双方に指針を示し、安心を与えたい。

　親が不安であると子どもも不安になる。繰り返すが、不安な気持ちを抱えた親による場当たり的で一貫性のない対応は病状を悪化させかねない。親が疲弊している場合、分離面接の時間を設けて、正しい知識と励まし、労いを与えたい。先が見えないまま、母親がひたすら我慢し、父親は関わらない、という状況に膠着してしまう家族もある。両親が連帯して病状に立ち向かえるよう援助したい。

第3章 ┃ 抑うつ症状

　子どもの抑うつ症状は、本書の各論で取り上げているほとんどすべての状態と関連し、併存するものである。日本で過去に行われた調査では、小学生の約8％、中学生の約23％に既存の評価尺度で閾値以上の抑うつ症状が存在するとの結果が出ている。昨今のコロナ禍では子どもの抑うつ症状は過去の2倍となったとも報告されている。子どもの抑うつ症状すべてが大うつ病性障害の診断と一致するわけではなく、さまざまな状態に併存しその表現型もさまざまである。数か月程度で自然軽快する一過性の抑うつ症状もあれば、後にさまざまな疾患群へ移行するものもあって、成人のうつ病とは異なり、均質な一群ではない。このため、各症例の背景のどの部分に着目するか、観察期間や実生活への支障の具合がどの程度のときに診断を下すかによって、臨床家の意見も分かれる。

　筆者たちの外来では、適応障害などのストレス関連性障害、社交不安症や全般不安症などの不安症の子どもの約25％、自閉スペクトラム症と診断される子どもの約20％、インターネットの問題使用を認める子どもの約30％、不登校の子どもの約30％、性志向や性自認に悩みを抱える子どもの約70％に抑うつ症状が認められる。

　分離不安症や社交不安症などの病状を長らく抱えており、中学校進学後などにうつ病を発症する者、ゲームが止められず親と対立して外来を訪れたがその背景にうつ病が併存する者、身体症状を主訴に各診療科を転々としていたがうつ病と診断される者、肥満恐怖に伴う著しいやせを生じると同時に甲状腺機能低下症などの影響で二次的なうつ病を生じている者、抑うつを主訴に受診した数か月後に季節の変わり目や進級進学後のタイミングで躁状態に転じて双極症と診断される者、虐待やいじめなどの逆境的体験を繰り返す中で自己評価が低下し、対人関係上の

問題を抱えて傷つきうつ病を生じる者、月経開始とともに気分の乱高下がはじまり後に月経前気分不快症と診断される者、元々の不安や怒りなどの感情コントロールが困難で発症した者、自閉スペクトラム症などの神経発達症であったのが集団適応に困難をきたして疲弊しうつ病を生じる者など、さまざまな事例が想定されよう。

　みたてるうえでは本人の発達傾向、性格特性、家族背景、縦断的経過のそれぞれに着目する必要があるものの、うつ病と診断する場合、あくまで操作的診断基準に沿うのがルールである。過去には子どものうつ病は存在しないという学説があったため、うつ病の診断を回避して適応障害などの心因を想定した診断に落とし込んだり、子どもがうつ病かどうかを症例検討会で延々議論したりという場面もあったので、その点は注意したい。少なくとも「ゲームをする元気があるのならうつ病とは言えない」「親と取っ組み合いをするぐらいのエネルギーがあるのなら大丈夫」などと部分的なエピソードから除外診断を下すような真似は避けなければならない。成人のうつ病と同様の臨床像を取るわけではない点に留意し、子どものうつ病を軽視しないように。

　うつ病と診断される事例には、上記のような併存症だけでなく、家族の精神疾患、被虐待経験や親密な人との死別や離別など複雑な心理社会的背景を抱えているものも多い。うつ病発症の背景とともに丁寧な評価を行いたい。なお、心理社会的背景が複雑な場合、そちらに目を奪われがちである。いじめ被害やネグレクトなどの逆境的環境の問題に主な原因を求めて「適応障害」などのストレス関連障害の病名を付与する医師も多いが、大うつ病性障害の診断基準を満たす場合にはそちらを優先するべきである。近年の操作的診断基準における適応障害は、ひとつの出来事を延々とくよくよと考える反芻が主たる病態である。子どもの心理社会的背景に附随する精神不調の存在だけを根拠に診断すると過剰診断になりやすく、本来診断されるべきうつ病の治療が軽視される可能性がある。

症状の把握

子どもの抑うつ症状を把握するには少なくとも「最近、気持ちは落ち込んでいるか、悲しい気持ちが続いていないか」「何をやっても楽しいと感じないとか、いろいろなことに興味がもてなくなるとかいった変化が起きていないか」など、うつ病の二大

症状である抑うつ気分と意欲低下を確認する必要がある。この二大症状を確認するだけで、感度（疾患がある場合にテストで陽性となる確率）は90％程度、特異度（疾患がない場合にテストで陰性となる確率）は80％程度でうつ病をスクリーニングできる。そのうえで、二大症状から派生する対人関係上の問題、回避的行動、自殺関連行動などの行動症状、自尊感情の低下や自責感などの認知症状、身体愁訴、睡眠障害、集中困難などの身体症状を確認していく。

　このような問診上のやり取りだけではなく、子どもの様子にも注意を払いたい。自信がなさそうな猫背の姿勢、低いくぐもった消え入りそうな声、過度に母にしがみつき甘える様子、問いかけへの反応の乏しさ、などである。過度な緊張感からほとんど話せず代わりに母親が答えてしまう、事前情報として得られている病歴から想像する様子とは異なり妙にかしこまって元気に取り繕う、来院が不本意で苛立ち拒絶するといった場合もある。診察場面では子どもから直接情報を得られないこともあるので、事前に自記式問診票を用いてスクリーニングをするのもよい。筆者のところでは先ほどのうつ病の二大症状に加えて自殺念慮も含む7つの周辺症状について確認するPHQ-9（Patient Health Questionnaire-9）を用いている。これは一項目あたり0-3点、合計値は0-27点の自己記入式評価尺度であるが、閾値である14点以上で感度・特異度ともおよそ90％程度の精度で児童青年期のうつ病をスクリーニングできる。

　子どものうつ病の場合、その症状によって子どもや家族と共に対応を考える。焦りや自責にとらわれている子どもは、それが自らのこころの症状によるものと自覚せず、医師の助言をすんなり理解できずに、悪循環となる行動を取り続ける。同様に家族も、意欲低下・集中困難をきたしている子どもを前にして「こころの具合が悪いのはわかるが、やはり学校を休ませれば休み癖がつく」「一度休めば自信を失い、ますます置いていかれる」など、病状と割り切って関わることができないことがある。時には親だけでなく、きょうだい児に理解してもらうことも必要である。「あいつは甘えているだけだ」「私は頑張っているのに、あいつはなんでサボっているの？」などと、きょうだい児から圧力がかかることがある。教員も「できる範囲でよいから学校においで」と配慮しているようで早期復帰への期待を含んだ言葉をかけて、子どもを焦らせかねない。子ども本人はもちろん、家族や教員にも、うつ病とはどんな病気なのか、どれくらいの期間で回復するのか、どのような関わり方がよいの

か、どのような生活を送るべきか、治療の選択肢は何があるのか、理解してもらえるよう、医師は説明を尽くす必要がある。診察室に来た本人や家族には紙やホワイトボードを使い、背後の家族や関係者には治療計画書を通して、丁寧に説明しよう。

こころを司る脳の疲れ、エネルギー切れによって意欲や集中力が削がれ、できるはずの活動ができず、思うように動けないという行動面の症状だけでなく、周囲の出来事を煩わしく感じたり、悲観的な考えにとらわれたりする思考面の症状、悲しみや怒り、不安などの調節が困難となる感情面の症状、自律神経の不調に伴う頭痛や腹痛などの身体面の症状など、各症状群のつながりについて、聞き取った病歴に沿って図示しながら解説する。少なくとも怠けのようなものではなく、適切な治療と支援で現状から回復できることを強調する。

症状のせいで友人関係、家族関係、学業に支障をきたしていると理解できたか確認してから、今後の回復に向けた生活について話し合う。本人も家族も、このまま休んでいるだけでよいのか、勉強にはどの程度取り組むべきなのか、見守っているだけで甘やかしていることにならないのかと常に自問自答している。こうした悩みを解決すべく、どのように生活したらよいのかについて初診時に具体的な指示を与えたい。回復までに早くても2〜3か月、長ければ半年はかかる。他の身体疾患のように数日から数週薬を飲んで休めば回復すると期待する家族もいるため、一般的な回復過程に関する情報共有が重要である。

本人には、同世代と同様のペースでの生活は精神的疲労を伴いやすいことから避けてもらい、規則正しい食事と睡眠、適度な運動や日光浴を推奨する。意欲が低下し、ベッドに潜ったまま延々とスマートフォンをいじる生活を送っている子どももいるので、「ゆっくりゴロゴロしていればよい」「好きなことを好きなだけしていればよい」というだけの指導では誤解を生み、病状が遷延しかねない。不眠・過眠に関する各論でも述べるが、睡眠時間とベッドにいる時間帯がほぼ1対1になるよう睡眠効率の改善を図る生活指導が欠かせない。こころを司る脳の機能を回復させるには、日の出と共に起きだして、日が沈めば日中獲えた獲物をさばき、焚き火を囲んで食べて語らい、眠くなってあくびが出たら床に就く古代の先人のような生活が肝要である、などと勧めるのがよいだろう。自分の理想や周囲が掲げる価値観に従って歩んだこれまでの自分を取り戻そうとして焦っては破綻する子どもにはブレーキをかけ、ひたすら回避を選んで自らの生活や家族関係に支障をきたす子ど

もには励ましと的確な助言を与える必要がある。子どもがどの程度適切な生活を送れているか、モニタリングするために週間活動記録表をつけるよう勧める。もちろん、それすらできないほど意欲低下を来たしているかには注意を払う。

なお、抑うつ症状は経過により変遷する。過去の症状変遷に関する情報は子どもの場合少ないために初診から数度の外来で診断が確定できない例も多い。初診時には顕著な抑うつ症状を呈して入院希望が出るほどであっても、数か月の経過で軽快し高揚した調子で復調を強調する双極症への展開を予想する例もある。近年は児童青年期の抑うつの経過中に一過性に体験される幻聴や幻視などの精神病症状は後の双極症のリスク因子になるとされ、新しい知見が加わっている。注意深くその後の経過や周辺症状を確認したい。また、性周期による気分変調を伴う場合は月経前2週間のタイミングでは不調であるものの、月経後では安定していることもあるだろう。医療受診する契機が抑うつ症状であっても、数か月から数年の経過でさまざまな病態を考慮しなければいけない子どもがいる。

成人のうつ病と同じく、回復してから動き出すことを勧めるが、高校生以降では進級・留年が絡むため、欠席日数などの現実的な制約も勘案しなければならないだろう。進級のためのやむを得ない出席、行事参加などについて、子どもや家族のたっての希望がある場合は、一定の懸念を示したうえで診断書なども活用しながら、教員と連携を取りつつ許可する場面も出てくる。子どもの価値観を尊重しながら、適切な選択肢を選びたい。回復が不十分な状態で留年や転校を決意しなければならない子どもには、寄り添いながら回復後に見えてくるその先の希望を共に辿る姿勢が欠かせない。

家庭内で家族に見守られながら一定の生活を送れるようになり「勉強しなければ」「登校しなければ」という焦りが減じて「少し友だちと会ってみたくなった」「本を読んでみたくなった」と少しずつ意欲が回復して来たタイミングで、家族や教員と情報共有しながら登校再開を許可する。ただ実際には、登校すべきかどうか医師の判断を求めに外来にやってくるような状態では、頑張りはなかなか続かない。むしろ、医師の許可を待ちきれずに登校してみた、友だちと遊びに行けたというように、事後報告を受ける場合が多いのではないか。

病状によっては家族が悩む場合もある。母親の行く先々にまとわりつき、身体を触り抱きつくような退行を示す子どももいる。食事や入浴の時間、ゲーム使用の時

間、金銭の使い方などすべてが自分本位のペースで進み、困って叱責する家族に対して反抗挑戦的となるもの、将来への悲観や希死念慮などを頻繁に口にして自暴自棄な態度を取り続けるものもいる。家族にはこれらも病状のひとつと伝える一方、家庭内のルールが破綻しないよう、本人と家族の間に立って、回復のための安心感の確保について話し合う場を設けたい。自傷行為や自殺企図、家庭内暴力などで家族が心底疲弊するような場合には、入院を勧める。児童青年期にうつ状態を呈した場合、1年間の経過中に約10％は自殺企図に至るという知見がある。自殺予防のためにも、こまめな連絡や診察が重要である。

治療の留意点

子どものうつ病治療の第一選択は、認知行動療法などの精神療法である。薬物療法は非薬物療法の補助的な位置づけとし、行う場合は、効果の限界と保険適応外使用であることを説明したうえで、抗うつ薬、気分安定薬もしくは抗うつ効果を示す少量の抗精神病薬を用いる。その際、一般的な副作用、さらに自殺行動や攻撃性を引き起こすリスクの注意喚起についても十分説明したい。子どものうつ病にはさまざまな病態が併存するため、薬物療法が奏功する例もある一方で、無効な例も数多くあり、その可否は議論が分かれる。薬物療法を行う際は、そのターゲットが不安なのか焦燥感なのか反復性なのかについて、本人に対して明らかにしておくほうがよい。何のために内服しているのか子ども自身が理解していなければ不規則な服薬を招きやすく、効果が判定できないばかりか、恣意的な内服から離脱症候群を引き起こし、不快気分や焦燥感が生じかねない。なお、子ども自身が薬の説明を十分理解している場合でも、家族による管理が大前提であることは言うまでもない。薬の管理を本人任せにしたために、過量服薬や不適切な内服による思わぬ副作用といった事態も起こりうる。子どもに害が生じることのない安全な治療をこころがけたい。

　既存のエビデンスでは子どものうつ病へのアプローチを考える際、薬物療法よりも認知行動療法が優先される。このため認知行動療法の基本的知識は欠かせない。十分習熟し短時間の外来であってもできる限り実践すべきだが、子どもに理解しやすい形で提示する必要がある。特に10歳以下の年少児や言語発達が未熟な

子どもでは、思考と感情を切り分けて話し合うことが難しい。例えば「ここにあなたに似た元気のない子がマイナス思考なことばかりを考えて座っているとしてどんなふうに声掛けができるだろうか」などエンプティチェア法を使った問いかけや悪夢の続きをよい結末に導く話をしても、年少児にはピンと来ないこともしばしばある。むしろ前述したように、抑うつ症状を助長する行動を心理教育しながらセルフモニタリングさせるほうが有用かもしれない。先々の自分自身への悲観など、非機能的な考えを夕方から就寝前まで延々続けるような反芻を伴うタイプには、自律訓練法やマインドフルネスの技法を外来中に一緒にやってみるのもよい。

　言うまでもないが、回復のためには、認知行動療法や薬物療法以前に環境を整えることが大事である。今置かれている家や学校の環境の居心地について本人と話し合いながら最適な環境を模索していく。子どもにとって辛い環境をあげればきりがないが、両親の不和や離婚とそれに伴う生活変化、施設入所後もしくは退所前後、集団になじめないことや、それによって起きるからかいやいじめ、同調圧力、学級崩壊、両親の過度な期待や高く設定された受験目標、複数の習い事による過密スケジュールや遠距離通学、教員の理解に欠けるふるまいや家族と教員との関係不調などさまざまである。初診時からあらゆる情報を詳しく得て、環境調整について考える必要がある。社会資源と連携し、環境改善に努めたい。

　学業不振や友人関係でのトラブルが本人の主訴となることも多い。そうした問題の背景には、本人の神経発達症の併存や生育歴や家族歴が反映された本人の人格傾向や対人関係スキルの問題など個人の病理がややもするとついて回る。初診以降数回にわたる治療経過や各種心理検査の結果、もしくは症例検討会での助言などから、そうした事情が見えてくることがしばしばある。しかしながら、個人の病理をうつ病の原因であるかのようにいきなり指摘しても受け入れてもらえるわけはない。本人と付き合いを深める中で少しずつ扱い、回復の道標程度に考えて、程よいタイミングで子ども本人や家族に対し、ポツリポツリと返していくとよい。

　ここまで述べてきたように、児童精神科初診から終診までの経過でうつ病の診断が下されたとしても、その時期に呈する病状は一過性であり、後に精神病性障害や双極症に展開するもの、成長経過とともに自分なりの適応を獲得して回復していくもの、抑うつ症状が軽快するが元々持ち合わせた不安緊張の症状は続き、抗

うつ薬による薬物治療を続けるものなど、経過はさまざまである。縦断的な経過や診断を念頭に置きつつも、目の前の抑うつ症状に対して適切な助言と治療を提供していくことが重要である。

第4章 | 精神病症状

一過性の幻聴や幻覚などの精神病症状が児童思春期年代に観察されることは珍しくない。児童精神科外来を訪れる10代前半の子どもにも稀ならず認められる。本人を怖がらせ、思考や行動に影響を及ぼすような悪影響を与えるものもあれば、見守り励ますようなものもある。語られる精神病症状は断片的で、内容も変遷して時が経つうちに忘れられてしまうこともある。うつ病や不安障害、偏頭痛、心的外傷とそれに引き続く解離症状、大切な人との離別や喪失体験によっても、誰にも聞こえない声や誰にも見えない影のようなものが生じる。

　これまでの研究では、精神病症状を経験する子どもは一般人口の1割程度で、医療受診を要する子どもはその一部であると言われている。歴史を古くまで遡れば、神聖な場所や場面での神の啓示に関する逸話は数多くあり、多くは病気と関連して語られてこなかった。近代の精神医学が精神病症状を治療対象とみなす中で生じた偏見は、過去にはナチス・ドイツに代表されるような精神障害者への迫害の背景ともなった。偏見や差別が少しずつ解消されつつある現代においても、気軽に自らの幻聴や幻覚について相談できる世の中はまだ先のことなのかもしれない。

子どもの精神病症状の確認

子どもの幻聴や幻視の多くは、そのときの精神不調に左右され、不調が解消すれば間もなく消失するものである。子どもから成人まで精神病症状と関連する遺伝子を検討した近年の研究によれば、精神病症状と関連する遺伝子は子どもと成人でほとんど重複しない。直近の自殺行動、特に逆境体験を背景とした自傷行為と精神病症状には関連があり、また精神病症状を体験した者の1割程度が成人以降の

精神病性障害や双極症へ展開するなど一定のリスクが認められる症状群である。しかしながら、精神病症状単発の所見で初期統合失調症を想定するのは時期尚早である。

児童青年期の精神病症状については、解離によるものなのか、統合失調症を予見するものなのかについて議論になることが多い。残念ながら、現時点でこれを正確に鑑別する評価方法は存在しない。将来的な発症リスクを念頭に置くとしても、精神病性障害の診断に明白に該当しない限り、過剰な治療や誤解を生みやすい悲観的な診断告知は慎むべきである。統合失調症との診断が下った途端に成人の精神医療の文脈に落とし込まれて、病的症状の確認と投薬内容の調整のみとなり、生活の文脈が見失われてしまう治療経過を辿った不幸な事例は多い。一方で、このような展開を医師がひとりで憂慮し病状説明を避ける必要もまたない。精神病症状にまつわる生活上の困難について、どのような対処が子どもと家族に可能なのかを共に考えればよい。

精神病症状をどのような形で子どもが経験しているかを確認することが重要である。例えば、自分を励ます声が時々遠くから聞こえてくるのと、何をするにも自分を責める声が耳元で聞こえてくるのとでは、ストレスの度合いは大きく異なる。部屋の片隅に佇む女の子の幽霊の存在を感じているとしても、ただ佇んでいるだけと刃物を持って襲ってくるのとでは恐ろしさが各段に異なる。後者のようなことが連日続くようであれば、一睡もできず、外出もままならないだろう。実際、精神病症状を体験している者の不眠は、自らの精神病症状に起因してベッドの中で感じる恐怖によるものが多い。

児童青年期では精神病症状に加えて、友人関係からの孤立、ひきこもり・不登校、学業成績の低下、食生活や保清など基本的生活習慣の乱れ、非行、暴力、物質乱用といった問題がまず併存している。これらの周辺の問題が主訴となっているのであれば、精神病症状についてあえて話題にしなければ子どもが自ら訴え出ることは少ない。こうした語られにくい症状を明らかにするには工夫が求められる。親しみやすい雰囲気を作る、親と分離して面接を行う、問診票に幻聴や幻覚についての質問を織り交ぜておくといった手段が考えられよう。子どもの精神病症状は決して珍しくないことを伝え、症状を語ることへの抵抗を減らす配慮も有効である。「幻聴が聞こえたりすることはある?」「自分の考えていることが周囲に漏れ伝わっ

てしまう妄想はある?」のような医学的専門用語の入り混じった問診に対し、子ども
がそれを理解できていないという診療風景を目にすることがある。「誰かに見られ
ているように感じることはある?」など、社交不安によるものなのか、精神病症状に
よるものなのか、正常範囲で感じるものなのか解釈の仕方がわかれる質問を医師
が投げかける場合も散見される。「あるような、ないような……」と子どもが首をか
しげて戸惑った挙句、「あったかも」という返事で精神病症状ありとして、統合失
調症の診断に結びつけてしまうことすらある。曖昧な子どもの症状を何とか医学
的診断の枠組みに当てはめ、治療に結びつけようとする医師側の強迫的な姿勢が
こうした事態を生む。避けるには、子どもの理解力に応じた聞き方を工夫しなけれ
ばならない。例えば「頭の中で自分だけにしか聞こえない声を感じることはあるか
な?」「幽霊のように他の人には見えないものが見えることはあるだろうか?」といっ
た尋ね方のほうが具体的であろう。医師が"幻聴"や"妄想"といったものものしい
用語で子どもの体験を表現すれば、多くの人は異常な体験を疑われていると感じ
やすい。症状について語りにくくなる不用意な一言に注意しよう。

子どもの精神病症状への治療の要点

症状が現れている間の子どもの対処行動の評価も重要である。声が聞こえてきた
ときにその内容に従わず、無視したり反論したりできる程度であれば、それなりに
健康的である。例えば、スポーツや音楽などに集中することで体験から距離を取る、
見えている幻覚や聞こえている声の内容を絵に描いてもらいイメージを共有する、
幽霊や悪魔を退治するおまじないを母親と一緒に考える、一緒に添い寝をしてもら
うなど、安心につながる工夫をしている子どもや家族もいる。そうした対処から学
ぶことも多い。

「死ね、クズ」といった幻聴が残存している子どもがそれに影響されて自傷行為に
及んでいるような場合、鎮静化させようと抗精神病薬の増量を急ぐ前に、まず幻聴
が生じたきっかけやそのときの対処を尋ねたい。学校に復帰できない焦りや恋人
や友人との対人関係トラブル、心的外傷を背景とする記憶の想起や恐怖を惹起す
る状況が背景にあるかもしれない。精神病症状は子どもの悲しみや自責、劣等感
の感情の表象でもある。精神病症状の背景が理解できれば、本人の焦りや寂しさ

に共感しつつ、適切な対処行動について話し合えるだろう。誰にも相談できなかった精神病症状という特異な体験について、医師の語る医学的な説明と自分自身の体験とをうまく擦り合わせて理解できたなら、受診に価値が見出せるし、回復の道も開けるはずである。

　近年日本に紹介されている北欧発のオープン・ダイアローグの試みや北海道浦河町のべてるの家における当事者研究など、精神病症状を含む日々の困難を当事者や家族が対話を通して解決していく過程は、児童精神科医療でも大いに参考にすべきである。海外ではその他にも、幻聴という医学用語を使わずに「声（Voices）」と呼び、声とそれにまつわる人生経験について当事者同士が語りあい問題解決策を探るヒアリング・ヴォイシズ・ムーブメントと呼ばれる活動が知られており、すでに四半世紀の歴史がある。

　冒頭で子どもの精神病症状は珍しくないと指摘したが、10代後半以降になると統合失調症はたしかに増加する。この臨界をいかに見極めるかについて、思春期から青年期を守備範囲とする児童精神科医が大きな責任を負っている。精神医学的治療が不十分だと自殺既遂や他害など望ましくない転帰に結びつくこともある。過剰診断・治療は医療中断を生み、過小診断は未治療から悪循環と転帰不良を生じさせる。過不足のない診療をこころがけねばならない。

　過不足ない診断を行うには、子どもの精神病性障害について、あくまで成人と同様の手順を踏み、操作的診断基準によって診断することが重要である。日本でも精神病性障害の診断に関して、自己評価式評価や構造化面接や半構造化面接が翻訳されている。児童青年期の場合、曖昧な臨床像から診断に悩む事例も少なくないため、一定の手順で診断することが望ましい。短期間もしくは間欠的な精神病症状が存在し、明らかな日常生活の困難を伴うような病状であっても統合失調症を確定診断できない場合、ひとまず精神病発症危機状態（At Risk Mental State: ARMS）とみなす。そして、この一群に対しては治療継続を促しながら厳密な観察を行うことが推奨されている。ただし、このARMSは数年後に3割程度しか精神病性障害に移行しない。逆に言えば、7割程度は軽快する、もしくはARMSの状態にとどまるということである。2010年代半ばまではARMSの概念をより精緻化することで、その後の発症を予測しようという機運が高まった。しかしながら、発症を強く予見する用語は偏見の対象になるという反省から修正が試みられており、現

在はその後も支援が必要な複数の臨床経過を辿るリスク状態という程度の見方に落ち着き、青年期向け精神保健サービス拡充の根拠となりつつある。

　なお、複数の声が言い争うような幻聴、自分の考えが周囲に知られ、自分以外の誰かによって自分の考えや行動が影響を受け、日常が脅かされる考想伝播や自我障害を伴う被影響体験など、いわゆるシュナイダーの一級症状に代表される典型的症状が1か月以上持続し、これまで可能であった対人関係や学業、家庭生活に支障をきたすような社会機能・認知機能低下がその後も続くのであれば、統合失調症の診断を躊躇すべきではない。躁鬱の反復と精神病症状を伴う双極症や統合失調感情障害と診断されるものもあろう。初期で混乱が強い段階では、一緒に過ごす同級生の笑い声やすれ違う人の足音さえも侵襲的な体験となるため、病状に応じて自宅療養もしくは入院によってある程度軽快するまで負担を軽減するのが一般的である。安全で安心な環境を子どもや家族と相談しながら準備しよう。

　薬物療法では、子どもの場合、抗精神病薬の副作用が生じやすいことを心得ておく。アカシジアなどの錐体外路症状、食欲亢進による急な肥満や高血糖、高脂血症などの代謝異常に注意したい。特に第二世代抗精神病薬は成人よりも児童青年期のほうが代謝異常のリスクが高いことが知られており、定期的な血糖値の確認、各診察での体重測定を定例にしておくことが肝要である。患者によってはインターネットで副作用を調べ、医師や薬への不信感を増し、服薬を中断する場合もある。服用による不快感ばかりでなく、女子では肥満による容姿の変化を懸念して内服を忌避する事例もある。こうした理由はほとんど医師にフィードバックされない。したがって、抗精神病薬を投薬するときには、起こりうるリスクについて医師の側がどれだけ想像できるかが鍵となる。事前に十分な説明を行うこと、ARMSの段階では極力抗精神病薬の使用を避け、使用する場合は少量の抗精神病薬から開始することをこころがけたい。統合失調症や双極症の診断が確定してからの治療中断は再発を招く。初期治療で受けた精神医療への印象がその後の治療継続・治療中断を左右し予後に直結すると心得て、労力を惜しまないことである。

　学校や児童相談所、保健福祉センター、訪問看護ステーション、若者支援機関と十分な連携を図り、本人を家庭や学校、その後の地域生活の中で孤立させないように。家族や友人の偏見により味わう孤立は焦りへとつながり、焦りは病状の否認へとつながる。大学進学や就労開始の時期になると、順調に社会生活のステップ

を踏んでいく同世代と自分とを比較し、焦って治療を中断したり、睡眠時間を削って無茶な努力を重ねたり、自分は健常であると無理をしたりして、再発へ至ることもある。精神科救急との連携もしばしば生じる。思春期から成人期へ至る過程において、彼らが孤立や焦りをなるべく感じないようにするためにも、同世代のコミュニティ支援や就労支援の連携先を知っておきたい。抗精神病薬の投与だけでなく、精神病症状とその周辺の問題への心理社会的支援を意識しながら話し合い、家族支援の体制の整備を怠たらないことが求められる。

　児童精神科医の守備範囲を15〜18歳までと区切る者もいるが、精神病症状の治療に及ぶ場合には、統合失調症にまで至らずとも成人期以降の治療継続が求められることも多い。20代以降も診療を継続できることが理想であり、本人にとっても安心であろう。それが難しい場合は、思春期から成人期にかけてスムーズに移行できるよう、日頃から一般精神科医や若者支援機関・就労支援機関と円滑な連携を意識すべきである。

　以上、子どもの精神病症状とその周辺について概説した。本章では児童青年期では稀でない精神病症状と典型的な精神病性障害の発症前後の診療の留意点について触れたのみである。そのため、長期経過においてその異種性や特異性を指摘されている、いわゆる超早期発症群といわれる12歳以下の児童期発症の精神病性障害、はっきりした精神病症状を呈さずに徐々に経過が進行していく単純性統合失調症に類似の一群の患者の評価や治療について詳細に触れることはできていない。紙面の都合もあるが、この分野に関するエビデンスの蓄積が不十分であることもひとつの理由である。

第5章 ｜不眠・過眠

　児童精神科診療においても不眠や過眠の相談は多い。他の精神症状とともに「眠れない」と打ち明ける子ども、「何度起こしても起きない」「いつも遅刻ギリギリ」「授業になると寝てしまうようだ」と困った顔でこぼす親など、入眠困難、中途覚醒、起床困難、過眠と訴えも多岐にわたる。

　不安症や大うつ病エピソードなどの精神障害と絡むものやアトピー性皮膚炎といった身体疾患に付随するものの他にも、なかなか寝付かない小児期の行動性不眠症、生活リズムが段々とずれていき起床が難しくなる概日リズム睡眠障害、夜驚や夢中遊行のような睡眠時随伴症、歯ぎしりやむずむず足症候群といった睡眠時運動障害、ナルコレプシーをはじめとする過眠症、肥満や扁桃腺肥大による気道閉塞に起因する睡眠時無呼吸症候群など、様々なものがある。

　そもそも、現代日本の子どもは睡眠が質・量ともに十分とは言えない状況にある。米国睡眠財団によれば、適切な睡眠時間として1〜2歳児は11〜14時間、3〜5歳児は10〜13時間、6〜13歳児は9〜11時間、14〜17歳は8〜10時間が推奨されているが、現代日本の現状とはかけ離れている。特に思春期以降でしっかり推奨範囲の睡眠時間を確保できる子どもは少ないだろう。

　日本人には添い寝の文化があり、幼少期より個室が与えられる欧米と比べれば、大人の生活リズムに影響されやすい。また、添い寝の時期を過ぎて子どもに個室が与えられるようになると、家族からの就寝の声掛けも緩み、生活リズムの管理は子ども任せになりやすい。年齢が上がるにつれて、友人とのメールやオンラインゲームに費やす時間が増え、学習塾や部活動などの課外活動も忙しくなって、必然的に就寝時間は遅くなりがちである。加えて、思春期は夜間の睡眠圧が減少して睡眠位相が後退する生理的変化を伴う時期である。日中の睡眠欲求が高まるため、

授業中、休み時間、帰宅後など、いつであろうと昼寝をとりがちになる。特に帰宅後、しっかりベッドに潜って寝てしまうとリズムを崩しやすい。ゲーム機やスマートフォン、テレビを自室に持ち込んで過ごせば、必要以上に明るい光を浴びて、明暗で調節されている人間の睡眠リズムに当然のことながら影響が出る。生活習慣ばかりではなく、そもそも社会全体が昼夜の別なく活動するようになっていて、コンビニエンスストアやスーパーは深夜でも煌々と明かりをともしている。夜間に飛行機から都会を見下ろすと、人はまるで光の洪水の中で生活しているかのようだ。

　日本の文化や現代の生活環境が睡眠に影響を及ぼしていることにもう少し自覚的であるべきだろう。日本では古くから「早寝早起き」が謳われているにもかかわらず、「早寝早起き」を達成できている子どもは少ない。特に2020年度は新型コロナウイルス感染拡大による休校措置によって、自宅中心の暮らしやゲーム使用時間の増加といった変化が子どもの生活にもたらされた。

睡眠に対する問診と指導

人間の睡眠は大きくわけて3つの仕組みで成り立っている。疲れたぶんだけ眠くなる恒常性維持機構、朝の光を浴びることで夜になると眠くなる体内の睡眠覚醒リズム、大事な予定があるときや悠長に寝ていることができないほど不安なことがあるときに関連する情動覚醒機構。これらが相互に影響しあって、睡眠の質や量が決まる。

　外来では「日中なるべく疲れさせるために筋トレやランニングをさせてみたが、なかなか寝ない」とか、「眠くなくても早くベッドに入って目を閉じるように言っている」など、親が子どもに不適切な指導をしている場面に出くわす。こうした対応は、上記の3つの仕組みのどこかに悪影響を及ぼしかねない。詳しく聞くと、疲れから夕刻以降に不機嫌になり、喧嘩することで余計に興奮する場合や、眠くないのにベッドに入るため緊張が高まり、余計に眠れなくなる、ということすらある。ベッド上で覚醒している時間が多いほど睡眠に悪影響を及ぼすという事実は、診察室に訪れる子どもや家族の多くが知らない。

　上記の3つの要素が生活の中でどうなっているのか、丁寧に問診する必要がある。日中の昼寝はどれくらいか、朝食を抜いたり夜食を頻繁にとったりといった食

習慣はないか、朝日を浴びる規則的な生活習慣はあるか、ゲーム機やスマートフォンのブルーライト調整をきちんと行っているか、明日の学校の不安など先々についての考えごとを寝室に持ち込んでいないか、睡眠の質に影響を及ぼすアルコールやタバコ、カフェイン含有飲料といった物質使用はないか、寝る直前に入浴する習慣はないか、室温や湿度、音といった環境が適切に保たれているか、という点に気を配りたい。

　外来では、生活リズム表を記録してもらうよう子どもと家族に依頼し、記録を手掛かりに生活指導を行う。記録を元に話し合う中で、意外な家庭の一面も見えてくる。例えば、不良グループと交友する兄が深夜に帰って騒ぐため眠れず、仕方なく日中寝ている、布団に入ると怖い内容の幻聴が聞こえてくるから気にしないようにスマートフォンで音楽を聴いている、といった場合である。これを契機に、睡眠以外の問題について話し合う。

　子どもは家族の生活習慣の影響を受けやすいことから、時には家族全体の生活習慣を検討する必要も出てくる。親が遅くまでネットやテレビにかじりついていては、子どももつられて布団に入る準備にかかれないだろう。

　療育センターなどでは幼児期の睡眠について相談を受けることも多い。何時間も抱っこをしないと寝つかない、哺乳瓶や乳首などを咥えないと寝ない、明かりがついていないとむずがる、何かを食べるまでは起きたまま、といった苦労話が語られる。不適切な対応をしているのであれば助言し、車に何時間も乗せないと寝つかないなど、親に過度な負担がかかっているようであれば対応を考える。

　入浴・歯磨き・パジャマへの着替えなど就寝前の行動リストを整え、「寝る前のお約束」を同じ順番、時刻に行うことを勧めたい。これに絵本の読み聞かせなどを織り交ぜて、子どもを安心させるような一工夫を加えるとよい。また、子どもが15分以内に入眠できないときは30分寝かしつけを遅らせ、15分以内に入眠できたときは30分寝かしつけを早めるといった睡眠制限法も有効である。

　小児期は、成人期に比べれば、睡眠が深く目覚めにくい。朝なかなか起きないというだけでなく、中途覚醒時に夜驚や睡眠時遊行症などの睡眠時随伴症も生じやすい。多くが成長と共に消失するため、さほど心配する必要はないが、発熱や心理・身体的ストレス、抗コリン作用などの薬剤性の副作用、睡眠環境にも左右されるため、こうした問題がないか確認しておく。そのうえで、怪我や事故が起きない

よう安全策について検討する。睡眠時随伴症の薬物療法としては、クロナゼパムなどの一部のベンゾジアゼピンや、イミプラミンなどの一部の三環系抗うつ薬を少量用いる。

睡眠障害への初期対応

夜尿も幼児期から小学校高学年程度の時期に多い相談である。小学校入学前の夜尿は、いわゆる「おねしょ」として正常発達の範疇に含まれる。まずは経過を見守りたい。一方で、小学校以降になると、夜尿症として治療対象になる。中には不適切な形で親から叱責され、宿泊行事への参加をためらう事態に陥っている場合もある。子ども自身も悩んでいるため、適切な助言と治療方針を示そう。

　夜尿は一般的には泌尿器科が最初の窓口になろう。ただ、クラス替えのある春頃に増える傾向にあり、心因の要素がからんでいるとして、児童精神科が最初の相談窓口となることもある。そうした場合でも、二分脊椎症など器質的疾患をスクリーニングし、膀胱容量や内圧の測定をする必要があり、第一選択薬も抗利尿ホルモンである。そのため、泌尿器科での検討をまずは勧めたい。

　夏休みや長期休校などで夜更かしをするようになって一時的に生活リズムが崩れる子どもも多いが、新学期がはじまるとほとんどが元々のリズムに戻るものである。ただし、一部にトラブルが生じることがある。望ましい睡眠時間帯から遅れて固定する、日々遅れてずれていくといった、睡眠相交代型や自由継続型の概日リズム睡眠障害は、子どもの日常生活に影響をきたす。中学校以降に進学や留年がからみ、いよいよ困って相談となる例が多い。自閉スペクトラム症や注意欠如多動症などの神経発達症、適応障害や大うつ病エピソードなどの抑うつ状態の併存も多くみられる。そのため、登校困難に対する支援と、概日リズム睡眠障害に対する治療的助言の双方が必要になる。

　起床する＝学校に行き頑張るという図式に囚われ、心理的抵抗が生まれて起床できない例もあるため、睡眠にまつわる問題と学校適応の問題をまず切り分けるところから始めたい。具体的には「起床しても学校に行く気分でない状態ならば、学校に行かなくてもいいから、まず家庭でのこころの健康と生活リズムを取り戻そう」という目標設定からはじめる。そのうえで生活リズム表によって睡眠相のパターン

を子どもや家族と共有し、朝日を浴びる、夜に明るい光を避けるといった生活指導、メラトニン受容体作動薬の投与、高照度光療法などを行うことになる。高照度光療法器は市販されており、インターネット経由でも簡単に手に入るため、外来に設置して使用例を解説することもある。ただ、高照度光療法の治療プロトコルに沿って、子ども本人が10000ルクス程度のまぶしい光を発する高照度光療法器の前で1分間に数秒見つめながら、2時間程度座り続けられるのか、その動機づけを維持できるかと考えると、さすがに心許ない。ただ、こうした治療をめぐるやりとりが、睡眠についての理解を深めるうえで役立つのは間違いない。

　不眠を訴える子どもの中には、夕方以降、下肢を中心にむずむず感が起きると訴えるものもいる。むずむず足症候群は中年以降に多いが、児童青年期にもみられるものである。上下肢の屈曲動作を特徴とする周期性四肢運動がみられないものや、自分の言葉でむずむず感を表現できないものもいるため、鑑別が難しいところだが、疑わしい場合は睡眠ポリグラフィを用いて診断する。治療としては鉄剤投与やドパミン作動薬投与などがあげられるが、子どもの場合は鉄鍋を使った料理やホウレンソウなど鉄分の多い食事を勧めることからはじめるのが通常である。

　日中の眠気についての相談もある。診断において留意すべきは、ナルコレプシーをはじめとする過眠症と睡眠時無呼吸症候群である。子どもの睡眠時無呼吸症候群の背景には肥満や扁桃腺腫大があるが、いびきやそれに続く無呼吸を伴う。ナルコレプシーは日中の入眠や、興奮や驚きなど感情が強く働いたのをきっかけに脱力が生じる情動脱力発作、入眠時幻覚やいわゆる金縛りといわれる睡眠麻痺を特徴とする。そのほかの過眠症としては特発性過眠症や反復性過眠症などがある。

　睡眠時無呼吸症候群は無呼吸の状態を測定するために終夜睡眠ポリグラフィが診断に必要となる。治療する場合は、扁桃腺摘出術や経鼻持続性陽圧呼吸療法を実施することになるため、耳鼻咽喉科や呼吸器内科と連携をとることが多い。ナルコレプシーをはじめとする過眠症についても終夜睡眠ポリグラフィ、髄液中オレキシン濃度の測定やナルコレプシーに特異なHLA遺伝子型の検査を実施して鑑別を行ったうえで中枢神経刺激薬の投与の適応かどうかを判断するため、神経内科などと連携する場合が多い。一部の都市では睡眠専門外来への紹介も可能である。

　児童精神科医として過眠の診療をする際は、入眠時の症状や脱力発作、いびきや

無呼吸といったキーワードを忘れずにできる限りの鑑別を行い、適切な診療につなぐ。

神経発達症に併存する睡眠障害

2020年6月より小児期の神経発達症に伴う入眠困難に対してメラトニンが処方されるようになった。特に一部の自閉スペクトラム症児はメラトニン生合成過程に生来支障があり、幼少時期より睡眠の質が悪いため、メラトニンが効果的という印象がある。投与後には不眠だけでなく、機嫌がよくなった元気になったなど、日常生活全体の質が向上するエピソードがしばしば報告される。このような神経発達症自体に由来する睡眠の量と質の低下にはメラトニンによる薬物療法が奏功するものの、その他の神経発達症特有の背景について考慮する必要がある。例えば、入眠までの段取りが悪い、ゲームへ執着するなどのため入眠困難となり、授業中に居眠りする、あるいは授業に遅刻するなど、神経発達症特有の生活様式に由来する問題もありうる。こうした場合、適宜工夫を考える必要がある。さらには併存する抑うつや不安に伴うもの、メチルフェニデートなど中枢神経刺激薬の副作用によるもの、睡眠時無呼吸症候群やレストレスレッグ症候群(注意欠如多動症との鑑別でしばしば挙げられる)などの睡眠障害がある。これらを考慮しながら治療方針を決定する。

　以上、子どもによくみられる睡眠障害の初期対応について述べた。不眠や過眠のみが問題で外来を訪れる例は少なく、背景にある精神疾患の治療が優先されるが、実際は複数の睡眠障害のパターンが当該疾患に併存していることも多い。本章で触れたいずれの睡眠障害においても基本的な知識と初期対応は知っておく必要がある。少なくとも、入眠困難や中途覚醒の訴えに対し機械的に睡眠薬を処方し、起床困難の訴えに対して学校での不適応に原因を求める、といったような通り一遍の診療は避けるべきだろう。

第6章 ｜ 自殺念慮・自傷行為・自殺企図

　自殺念慮や自殺企図を主訴に外来を訪れる思春期症例は稀ではない。横浜市の例を挙げると、児童精神科医療機関を訪れる10〜15歳の子どもの約30％に直近の自殺念慮が、約10％に直近の自殺企図が認められる。

　1997年以降、日本人の自殺者数は3万人を超え、2006年には自殺対策基本法が公布・施行されて積極的な対策が取られるようになった。その効果によるものか、2012年以降の日本全体の自殺者数は漸減しつつあったが、2020年度以降は新型コロナウイルス感染拡大後に大きな社会変化が起き、再度自殺者数が増加に転じている。直接の交流機会の減少などが影響し、若者世代、特に女子のメンタルヘルスは悪化した。実際、児童精神科臨床の現場でも自傷や自殺に関する相談や緊急対応が増えた印象がある。

　自殺対策基本法施行以来、自殺者が減少した他の世代と比べて若年層の自殺者数は高止まりしており、10代から30代にかけての死因の第1位は自殺である。特に夏休み明けに自殺企図の頻度が高まることは広く知られていよう。以前よりも子どもの自殺に対する世間の意識は高まっており、若年者への自殺対策は日本の精神保健を考えるうえでの重要課題となっている。自殺は精神医療が特に懸念すべき最悪の転帰であり、児童精神科医も子どもの自殺予防を常に念頭において診療にあたりたい。

　精神科を訪れるほどの耐えがたい心的苦痛を抱えていれば、「死にたい」「消えたい」のような自殺念慮は、繰り返すが珍しいことではない。このような子どもが診察場面に訪れた際には、「死にたくなる」ほどの苦痛がどこにあるのかをイメージしながら寄り添えるとよいだろう。しかしながら、彼らは抱えている心的苦痛を言葉にして打ち明けるのが往々にして苦手である。うつ病を患う母親の前で親を不安

にさせるような被害体験による苦痛を語れないもの、将来を案じる両親の前では学校に行きたくないという本音を口に出せないもの、自閉スペクトラム症や知的発達症などの発達特性により言語表現が拙いもの、いじめ被害や被虐待経験によって数々の傷つきを経て人との基本的な信頼関係を結ぶことに憶病になっているものなど様々だ。援助を求められないその背景に思いを致したい。心的外傷を抱えている場合、そもそも記憶の想起に強い苦痛が伴うため、いざ精神科診察に臨んでも回避や解離を起こして、自分の感情や経過を言葉にできない。中には「経過は言いたくないが死にたい気持ちだけ治してほしい」と述べる子どもすらいる。語ることが苦手なものや目の前の大人につい背中を向けてしまうものに対しては、そのペースを尊重しつつ、見えにくい心の苦痛に寄り添う姿勢が肝要である。根気強く、侵襲的でない間合いをこころがけたい。

　自殺念慮の訴えばかりが先行し、子どもはその心理的背景を黙して語らず、家族は子どもの経過をつぶさに語れないなど、みたてがつきにくい症例もある。加えて、その背景をなす疾患群は、うつ病エピソードや双極症などの気分障害、統合失調症を中心とする精神病性障害、心的外傷後ストレス障害などのストレス関連性障害と多様である。自殺念慮以外の症状を十分に評価して、みたてと方針を共有していきたい。

　自殺念慮を生じるほどの心的苦痛がどうして起きているのか、どうしたら軽快に向かうのか、治療にどれくらいかかるのか、一筋の光明が見えるだけで、子どもも家族も安堵することがある。

自傷行為について

リストカットをはじめとする自傷行為、市販薬乱用や処方薬の過量服薬は、大半が心的苦痛の緩和を目的に直接的なふるまいに出たものである。

　自殺リスクという観点で言えば、同じ自傷行為であってもその緊急性は事例によって異なる。心的苦痛をアピールするための行為だと安易に判断してはならないが、緊急の入院を検討するほど事態がつねに切迫しているとも限らない。その意味するところが何なのかを、一人ひとりよく検討する必要がある。人知れず自傷に及び心的苦痛を緩和せざるを得ない事情や、自傷行為によって周囲にSOSを発する背景

に目をやりながら、同時に今後の自殺行動への展開も念頭に置く。

　傷があるのならば、包帯で隠してあったとしても、その具合をきちんと確認しておきたい。傷の深さはどのぐらいか、何度もしているのか、どこを傷つけているのか、痛みはあるのか。過量服薬に及んだのであれば、どんな薬なのか、どれくらいの量を飲んだのかなど、詳細を確認する。慢性的に自己破壊行動を繰り返している場合、「いつものようにリスカしています」「ちょっと多く薬を飲みました」と、さらりとした報告にとどまる場合が多々ある。漫然と処方されている頓用薬を溜め込んで過量服薬を図ることもある。自己破壊的行動の意味を十分吟味せぬまま、なんとなく診察が終わってしまうことのないようこころがけたい。

　身体の傷つきの向こう側にあるこころの痛みにも目を向けながら、背後に潜む感情はなんなのか丁寧に聞き取る。悲しみか、不安か、怒りか。どう苦境を生き延びているのか、これまで何によって救われてきたのか。子どもの生活場面をイメージしながら診察を進める。自傷行為を伴う子どもの多くは日々のストレスに対して深く感じ入りやすく、その感覚が人より長く続く。この不快感情への対処が自己破壊的行動に結びついていると理解しよう。こうした理解を示すことは、治療関係構築の布石にもなる。

　なお、学校や家庭において自傷行為が頻発する場合、最初に応対するのは家族や教員である。大事な身体をなぜ傷つけるのかと叱責したり、問い詰めたりすることもあれば、腫れものに触るような態度で臨むこともあるだろう。家族には秘密にしてほしいと訴え、無数の傷跡を身体に刻みながらも深刻さを感じさせず、自傷行為の画像をネット上に拡散させる態度に困惑する教員も多い。いずれにせよ、自傷行為を打ち明けられた側は強く感情を揺さぶられる。実際にどう対応すればよいのか、家族や教員は悩んでいる。学校の中で児童生徒の自傷行為を目の当りにしても周囲に相談できずに苦しむ教員の話を聞くことがある。関係者とみたてを丁寧に共有し、自傷行為の背景に目を向けられるよう、援助者をサポートしていくのも児童精神科医の重要な役割である。実際、教員や福祉関係者と連携を図る場で専門的意見を求められる機会が多いのは、圧倒的に自傷行為についてである。

自殺企図について

自殺企図は心的苦痛を断ち切るための行動であり、一部は最悪の転帰を辿ってしまう。自殺を企図したことのある者は、死という手段で問題解決を図ろうとする傾向がさらに強く、再企図のリスクが高い。自殺企図が生じた背景、経過、重症度などを冷静に評価する必要がある。家族や友人、恋人の離別など先々に絶望するような状況にないか、学校でのいじめ被害や虐待などの逆境に置かれ孤立する状況にないか、重度のうつ状態や精神病症状などの病状や発達特性による衝動性がどの程度か、自殺を企図したのはどのようなタイミングかについて検討する。診察でたびたび自殺念慮を訴えるものばかりが自殺を図るわけではない。前触れなく自殺を企図する子どももいる。十分に評価し、観察を重ねていても防げない場合もある。自殺企図後は、十分な入院期間をとる、こまめに外来予約を入れて病状を観察するなど、手立てを尽くしたい。訪問看護ステーションや教員、家族と連絡を取り合って孤立をさせない関わりが重要である。特に致死性の高い手段を取っていた場合は、数か月以上の見守りを担保し、気軽に子どもがそうした手段にアクセスできないよう、家族や教員に注意喚起を怠らない。

　このような見守り体制をとっても、目を離した隙に致死量の市販薬を手に入れて過量服薬をしたり、ビルの屋上などの高所から墜落したりと悲しい転帰を辿るものがいる。状態が安定してくると、周囲が必要以上に本人に努力を促してしまうことも多い。通常の生活に戻る過程で、再び孤立を深める場合も少なくない。そうなると、再企図が生じ、突然の訃報を招くことにもなりかねない。「死なない約束」を基本とする外来治療だけではいささか心許ないのも事実だ。心配な子どもにはメールアドレスなど緊急の連絡先を託すなどの工夫が求められる。人生に絶望し、孤立を深めた状況にあっても、誰かにSOSが出せる道筋をつける意識を持ちたい。

入院治療について

自傷行為や自殺企図が続き、危機回避の手段として入院治療に踏み切る場合がある。しかしながら、みたてが十分にできず、支援方針が明確でないと迷走しやすい。
　安心を得るために入院したにもかかわらず、病棟内では穏やかにルールに従って

過ごせているからという理由で退院が決まることがある。本人が抱える心理的苦痛が解消されないまま退院が近づくと、現実を意識して、自傷行為などが再び頻発しかねない。入院環境がただの「竜宮城」にならぬよう、現実場面での困難を想定した地域・家族との連携と対策が重要になる。入院環境下で見えてくる子どもの生きづらさには、対人関係スキルの問題、学習困難、家庭不和など様々なものがある。入院前に語られていた以外の事柄が課題として複数現れてくる場合もあろう。自傷行為や自殺企図といった行動面の問題が前景に立ち、背景が見えにくい事例ほど、腹をくくった入院治療が求められる。どんな子どもでどんな家族なのか、この先どのように生きていけるのか、ぼんやりでも見通しがつくまで時間をとる必要がある。

　治療の成果を焦るあまり、生きる理由を見失っていることと過去の苦痛な体験との因果関係を言葉で考察するよう無理強いし、生きることの素晴らしさを躍起になって説く医療スタッフが時にいるが、熱意は挫かれて大抵失敗に終わる。心的外傷からくる回避症状、解離症状がある場合や、発達障害を併存して年齢相応の表現が伴わない場合などは、医師にとってわかりやすく思えても、子どもにとっては洞察を言葉で得ることが難しいばかりか、大きな負担となる。回復の理由を見出せるのは、得てして回復して経過を振り返ることができてからである。ベッドサイドの面接で、わかりやすい経過を話せるものなどいるはずもない。子どもには受容的で温かい安心安全な時間を提供し続けたい。

　ただし、こういった環境を維持するには医療スタッフの一丸となった努力が必要である。入院治療が膠着してきた場合には、子どもの孤立感をかえって深めてしまうような関わりが医療従事者や家族、その先の受け皿となる教員や福祉職員からなされることもある。子どもの悲しみや怒りに気づき労うべき入院治療の場面で「自傷行為などのルール違反を繰り返すようなら退院」などと杓子定規な対応をとって子どもを突き放す若手医師や、「いつ危険な行動を取るかわからないので退院してほしくない」「大変な経過だったので元の施設には戻れない」と退院後の受け入れについての不安を口にする関係者を時に目にする。医師として進退窮まりかねない場面である。しかし、ここは冷静になって自傷行為や自殺企図によって引き起こされた関係者の不安や疲弊感を受け止めながら、子どもの抱える困難の背景や支援のコツを伝えて関係を取り持ちたい。これも児童精神科医の重要な役割であろ

う。保護的に関わりながら、決して孤立はさせない、という支援の空気を作り上げる姿勢が求められている。孤立に至る背景をイメージしながら、子どもに対して親身に寄り添うリソースを院内外に開拓し、孤立させないために誰がどのように関わるべきなのか、治療連携・地域連携の中で考え続けたい。

　自傷行為・自殺企図は医療の範疇であると教育関係者・福祉関係者は考えている。主治医は子どもが孤立しないよう学校に居場所を求めるのに対し、教員側はしっかり健康を取り戻してから復帰してほしいと願っていて、互いの意図が食い違うことも多い。そのために連携が頓挫したという事例も耳にする。学校内・施設内で自傷行為や自殺企図が生じると「医療でしか扱えない子ども」というレッテルが貼られやすい。温度差を十分認識しながら、連携を丁寧に依頼することが求められる。本人、家族の許可を得たうえで、時には学校の事例検討に出席するなど、何かあればいつでも連絡がとれることを保証するなど、こまめなフォローアップとオープンな態度から信頼関係が生まれるだろう。

第7章 拒食・過食

摂食障害患者のほとんどは女子であり、男子は数％程度である。女子の場合、神経性やせ症、神経性過食症、過食性障害（むちゃ食い障害）、嘔吐恐怖など多様な症状を示す。男子の場合、神経発達症が併存している回避／制限性食物摂取症や筋肉質な体型への固執、健康食への執着を示すオルソレキシアが多い印象である。標準体重の－30％から－50％と極度にやせ、重度の代謝異常や電解質異常、心電図異常をきたしていることもしばしばで、こうした場合、一般診療所や単科精神科病院ではまず対応困難であろう。逆にいえば、総合病院や大学病院に勤務する児童精神科医にとって避けて通れない疾患と言える。総合病院である筆者の勤務先の場合、外来患者の約1割、入院患者の約半数が摂食障害である。コロナ禍の緊急事態宣言下で若者のメンタルヘルス不調が急増したことはこれまでも述べたが、特に総合病院で増加したのが摂食障害患者であった。オンライン授業の増加や部活動の自粛など生活環境の変化が日頃の友人関係を希薄にし、不安やストレスを抱える中で、SNSなどから情報を得てダイエットを決意し、悪循環に陥った子どもは少なくなかった。

　児童青年期の場合、10代前半までは神経性やせ症が多く、10代後半以降になると神経性過食症の受診が増える。拒食であれ過食であれ、肥満恐怖とその背景を扱う点は変わりなく、正常な食行動への復帰と健康な体重の回復が目標となる。一般に10代の摂食障害は成人と比べれば治療に反応しやすいと言われている。

子どもの摂食障害の特徴

子どもの摂食障害の診療を続けていると、本人や家族にある程度共通する特徴や

経過が見出せる。

　摂食障害の子どもには、何ごとにも先回りして考え、石橋を叩いて渡るタイプの損害回避傾向をもつものや、一度決めたら何ごとも貫き通さんとし、柔軟性に欠ける強迫的で完璧主義のものが目立つ。このような子どもは与えられた課題を真面目にこなし、決められたレールを歩んでいる間は安定しているが、いざ主体的な自己主張や自己決定を求められると不安に駆られやすい。自分のありようが周囲に承認されているかどうかに敏感で、変化を嫌い、時として頑固である。このような性格を背景とする高い向上心や優等生的振る舞い、頑固さの裏返しである意思の強さから、問題のない子どものように周囲の目には映っている。また、失感情症と呼ばれる感情表出の困難さを病前・病後に伴うことがある。葛藤が表に出ないため、周囲も問題に気づきにくい。身近に暮らす親さえも本人の生きづらさにしばしば気づかない。「今まで何の問題もなかった子」という評価がともすると語られる。言われてみれば頑固で融通の利かないところがあるものの、今まではまったく問題なく育ってきたという思いがあるからか、入院が必要で学校を休むほうがよいという医師の提案に唖然とする親も多い。激しく不合理にみえる思春期の子どもの主張に対して、衝突しつつも時に宥めすかし理解を深めあっていくのが一般的な家族間交流のあり方だろうが、過剰適応もしくは感情表出の少ないタイプの神経性やせ症の子どもと家族には、そのような生々しい暮らしの様子がうかがえない。

　成長し小学校高学年を迎えると受験塾や習い事、部活動などで本人がこなすべき課題が増え、友人関係も複雑になる。ほどよく手を抜き、時に強く自己主張するなど、臨機応変に対応して日々のストレスを切り抜ける必要に迫られる。しかし、こうした子どもは、往々にして柔軟性に乏しいため、そうした応対が難しい。家庭や学校で生じる困難をひたすら何ごともなかったかのようにやり過ごし、周囲の評価を原動力に前進を続けるしかなくなるが、無理な応対はいつか破綻を迎える。その破綻を受け止められないと、学校の成績や体重・体型といったわかりやすい評価にしがみつくことになる。はっきりした破綻ばかりでなく、学校不適応や家族関係の不調などが契機になることもある。日本人女性に顕著なやせ礼賛ムードにも背中を押されるかたちで、一時的な減量の成功が自己価値とコントロール感を高め、病状をエスカレートさせていく。これが神経性やせ症にみられる一般的な経過である。

　病状を巡る家族の葛藤は様々である。子どもの葛藤にまったく寄り添わず、頑固

な拒食や過食を続ける子どもに焦りの色を隠せずつい責めてしまう父親、食事を前に泣いて苦しむ子どもの様子に耐え切れず、身体的危機が迫る現実から目を背け、当たり障りのない家族関係が続くことを願う母親もよくある。父親を含めてみんなで食卓を囲み、和気藹々とした雰囲気で適正な食事を提供し続けるといったことがすでに難しくなっている。

　児童青年期の摂食障害治療では、体重回復や肥満恐怖の軽減という目の前の症状に対するアプローチはもちろんのこと、本人の特性を含めた生きづらさや、摂食障害を手放したとき生じる将来への不安について、家族が本人とともに理解を深められるかが鍵となる。病状を形作った背景に理解のないまま、食事を口にする、過食と嘔吐をやめる、と目先の課題にばかり拘泥しても、子どもと思いがすれ違うのは当然のことであろう。場合によっては、祖父母と父母、父母と子どもの関係が複雑に絡み合う家族三代にわたる歴史を遡って、問題全体を理解する必要も出てくる。

　上記のような子どもの特性や家族のあり方がすべての事例に当てはまるわけではないが、典型的な特徴や経過として、ある程度押さえておきたい。

治療について

医師の思うようにはうまくいかない治療展開もしばしば経験される。薬にもすがる思いで来院したはずの親ですら、泣いて地団駄を踏み嫌がる子どもをいざ前にすると、回復に舵を切るよう背中を押すのを躊躇する。その背景には、子どもの不安や悲しみ、怒りをこれ以上抱えきれない親の不安や疲弊がある。一筋縄ではいかない経過を辿っていることも多いため、医療への不信も募っている。工夫して作った食事や回復のためにかけた言葉が拒絶され続け、過去に受けた診察で親の責任が問われるなどすれば、「病気の我が子に関わりたくない」と家族面接の同席を拒む母親がいてもやむないことだろう。

　子どもや親を労い、関係を構築するために時間が必要である。配慮は子どもだけに向けられるものではなく、子どもと親双方への治療的視点が求められる。診療にたどり着くまでの困難を想像しながら、経過や心情を丁寧に聞き取るようこころがけたい。関係が成立しないまま、目標体重を設定しようと試み、過食や嘔吐などの食行動を制限しようとしても、外来では治療中断、入院治療では不必要な行

動制限の増加と治療関係の悪化を招くばかりである。明らかに重篤な状態を否認する子どもや経過に無頓着な親を見て、焦りを感じ衝突する場合や、諦めの気持ちを抱く場合もあるだろう。治療が膠着し目の前の問題解決に躍起となるあまり、全体像を見失ってしまうこともしばしばある。症例検討会への事例提示や上級医からの助言がこのようなときに役立つ。

　神経性やせ症は重症化するまで見過ごされがちで、意識障害を起こして来院する事例や、すでに重篤な電解質異常が見られる事例もある。冒頭で述べたように、筆者の勤める児童精神科を訪れる神経性やせ症の子どもは標準体重の70％を下回るケースがほとんどである。このような状態では精神療法的関与が難しく、まずは栄養こそが薬となることを強調して体重回復を目指す。再栄養（筆者のところでは推奨カロリーを中学生以上で2500～3000kcalとしている）と安静が基本的な方針である。不十分な体重回復のまま退院すると、再入院率が高いという知見があり、まずは栄養状態の回復・体重値の回復を優先させる方針がぶれるべきではない。顕著な検査値異常を示す事例、短期間での急激な体重低下がある事例、標準体重の70％を大幅に下回るような事例など、緊急性が高い場合は入院もしくは入院に準じた自宅安静を指示する。こころとからだの治療を優先し、学校を休んでこれまでの生活ペースを見直すよう伝えると、大きな抵抗にあうこともしばしば起きる。

　発症に至るまでの子どもの特徴や家族のあり方をよく聞き取り、検査値や成長曲線からの極端な逸脱を子どもと親に示して、標準体重に近い体重値と（大半が女子であるため）正常な月経周期への回復をひとまずの終結の指標としたい。なお、うつ病や不安症が併存しているのであれば、その解決も治療目標になる。入院の基準となる体重値を示すよりも、もっと先の外来終了の体重値を話題にするのがコツである。回復と呼ぶにはほど遠い最低限の体重値を巡っての攻防は大抵の場合無益である。目先の1～2kgの増減を巡って入院を切り札に駆け引きが続くような外来風景を時に見かけるが、入院条件の交渉に終始し、治療が膠着しかねない。必要な栄養量、栄養素、調理の工夫、摂取のタイミングなど食事にまつわる細かい諸注意は院内の管理栄養士に任せるのもよい。

　食事を見守る親への支援も重要である。子どもにアプローチするよりも、親に対し集中的にアプローチするほうが効果的であるという報告もある。頑固な病状に無力感を抱えている親も多い。家庭不和や多忙さから、子どもが孤食を続ける状

況を長く許していたり、食事を自己管理したがる要求に負け調理を子どもに任せていたりする親もいる。単身赴任などで父親からのサポートが減り、子どもと母親の関係が行き詰まっていることもある。親の立場を肩代わりして、主治医が医学的な見地から治療方針を伝え、再栄養の必要と登校制限を宣言して嫌われ役を担うことになるだろう。ただし、主治医が子どもに嫌われるだけでは、母親が主治医と子どもの板挟みにあって苦しくなる。そこで、父親を初期から治療に参加させることが重要である。児童青年期の神経性やせ症に対する家族療法には治療者が家族の食事場面に同席する手法があり、ミールセッションと呼ばれる。食べることを労いすぎるあまり食事への抵抗感を助長している会話、箸が進まぬ様子に苛立ちや戸惑いを隠せない親の態度がさらに食事の雰囲気を壊す風景など、診療する上で貴重な情報が得られる。近頃はインターネットを利用したビデオ通話も普及しているため、単身赴任中の父親に食事場面への参加を要請することも可能であろう。食事場面で起きる子どもと家族の葛藤を緩和したい。家族と協働して、ぶれることなく再栄養を目指すやり方が児童青年期の神経性やせ症の世界的な標準姿勢となっている。父親と母親が揃って協働できる家庭では比較的よい転帰を辿ることが多い。

入院治療の留意点

入院治療で留意すべきは、再栄養症候群に留意した安全な再栄養の摂取である。再栄養症候群に慎重になるあまり低栄養状態が持続しないよう気をつけたい。身体回復を図ることを第一目標として、最初は食事を提供せず、経腸栄養剤による十分な経鼻栄養を行う。肥満恐怖が強いうちに食事を開始すると食事内容をめぐる細かい交渉や食事の破棄につながることがある。いったん食事を止めることで、肥満恐怖と毎日の食事の間で生じる葛藤から子どもを守ることにもなる。ただし、工夫をしても栄養剤の破棄がみられるような例が一定数存在する。この場合は、個室を使用して行動制限を行うことになろう。再栄養症候群を予防するには、採血や心電図などでのモニタリングが欠かせない。入院期間はおよそ1〜3か月であるが、体重増加の具合から再栄養がまだ不十分だと判断される場合、訪問看護を入れながら経鼻栄養を自宅で継続する方法を取ることがしばしばある。

　かつては入院環境下で行動制限療法が用いられることもあったが、そのメリット

は少ない。食事摂取を促し体重値の回復で行動制限を解除していく方法だが、厳格に制限を管理できる人的資源と治療スタッフ全員の温かい態度の両方が必要であり、これを両立させることは案外難しい。看護師からドレッシングを使っていない、海老フライの尻尾を食べていないなどと細かい報告が寄せられ、子どもからは米飯をパンに変えてほしいなどと些細な要望が続き、押し問答が繰り返されることになる。逸脱が続き行動制限を強めると、これを「罰」のように受け取った子どもが泣き出してしまうということも起きる。医療者との関係がうまくいかなくなるばかりか、はかばかしい進捗のないまま時間だけが過ぎ、十分な体重回復が得られないまま退院となることもあった。こうなると回転ドアのように入院を繰り返すことにもなりかねない。

過食衝動

神経性やせ症の子どもの中には潜在的な過食衝動に悩んでいるものがいる。感情に任せて摂取量がコントロールできないような「やけ食い」の自覚が語られることもある。これらの子どもたちは神経性過食症に移行することが多い。高校生くらいになると慢性的な抑うつ症状への自己対処行動として自傷行為や過食嘔吐などが見られる場合もある。子ども自身も困惑しているからか、過食衝動のコントロールを共通目標とすると、診療に前向きになるのをよく経験する。コントロール喪失を問題視せず、過食嘔吐をやめる努力を本人任せにしていると、いずれ治療中断を迎えることになるだろう。

　頻回な体重や体形の確認が強い不安感と絶食という極端な行動をもたらし、嘔吐などの排泄行為が跳ね返って過食につながること、孤食や不規則な生活パターン、不安や抑うつなどの不快感情がその引き金になっていることを伝え、自らのこころと食習慣を丁寧にモニタリングしながら見直していくよう勧める。過食嘔吐の仕組みを説明し、食習慣とそれにまつわる心理状態を記録するよう助言するだけで回復する軽症例もある。

　その一方で、過食嘔吐を続けることで不快感情をどうにかやり過ごしている子どもも多い。過食嘔吐や自傷行為なしでは生きられないと自認して治療を拒む子どももいる。根深い家庭問題や複数の心的外傷からくる苦痛がその背後に潜む。自傷

行為や未成年飲酒、性化行動などの自己破壊的行動を伴うこともあり、なんとか逆境を生き延びている事例と言える。このような子どもに通り一遍の認知行動療法を提案しても合意が得られず、回復にはつながらない。丁寧な症例のみたてが必要である。

なお、症例の一部には、新たにDSM-5に追加された回避／制限性食物摂取症がみられる。回避／制限性食物摂取症は自閉スペクトラム症などの神経発達症が併存し食事への興味関心の乏しさを背景とする食行動異常である。肥満恐怖と食行動異常を中核症状とする神経性やせ症や神経性過食症とは性格を異にする。発達特性に関する評価を行ったうえで、子どもが生活しやすい適切な環境を用意し、健康を維持するために必要な栄養について子どもと親に十分な教育を行って経過を確認するのが一般的な治療過程となる。

教員と連携する

治療において教員との連携は重要である。登校基準や許容する活動範囲の設定は教員が明確な方針提示を求める部分である。例えば、標準体重の85％を最初の授業への参加条件に設定し、体育や部活動への参加やお弁当の自己管理などは標準体重の90％に置くなどである。このような必要事項の確認を目的とするだけでなく、養護教諭や教員の十分な関わりは治療に対する子どもの不安を軽減させるので、治療初期の段階で一度は外来もしくは入院での家族面接に同席していただくことが多い。背景に学校での孤立や不適応がある場合、交友関係への支援など外来治療や入院治療を通じた連携の機会づくりに努めたい。高校生の場合、長期入院を選ぶにあたって、原級留置の可能性を検討する必要もある。治療期間中の定期テストや進級のための単位取得の焦りの解消、弁当時間の見守りといった食事場面への関与は教員の協力なしにはできないことである。

摂食障害は背景にある子どもの生きづらさを反映したひとつの症候群であり、生きづらかった子どもの通過点にも見える。子どもたちは長く付き合いを続ける中で様々な展開を辿る。1年程度ですんなり終結する子どももいれば、のちに双極症などの慢性経過に移行して十数年の付き合いとなるものもいる。回復の経過で元来

の生きづらさを背景とする葛藤から解放され、子どもと親が新たな再適応を辿る経過から学ぶものも数多い。苦労も多いが、摂食障害の子どもとの出会いを児童精神科医として多くの学びが得られる機会ととらえたい。

第8章　身体愁訴

　学校の保健室を利用する理由の大半は、原因はともあれ、身体症状であろう。こころの不調を身体の不調として訴える子どもは多い。

　登校にも支障をきたすような長期に渡る身体愁訴ともなれば、小児科や内科、整形外科などの一般診療科をまずは受診することになろう。その内容は頭痛や腹痛、身体の痛み、易疲労感、食思不振、不明熱、視力・聴力の低下、失声、失歩などである。精査を行っても特異的な所見がない場合、一連の臨床症状からなる症候群として、慢性疲労症候群、起立性調節障害、線維筋痛症などと診断される。一般診療科において、不登校すなわち起立性調節障害と診断されて、昇圧剤が漫然と処方されている事例もまれではない。複数の診療科にまたがって受診や検査、治療が繰り返されたのち、最終的に精神科受診に至ることになる。

　身体症状を主訴に精神科を訪れる子どもには、一定の特徴がみられる。まず、感情を言葉で伝えて問題解決を図る力に乏しい。友人関係に馴染めず集団から浮きあがりながらも取り繕った笑顔で周囲に追従しながら適応する以外の方法を知らない、熾烈な部活のレギュラー争いの中で実力的な限界を感じているのにもかかわらず一歩も引くことができない、父母の夫婦不和を背景に家族の情緒的交流が薄い、うつ病を患う家族を心配させまいと気遣い学校生活の苦悩を語れない、自閉スペクトラム症などの神経発達症の特性から周囲との軋轢で生まれる不安や怒りなどの感情や感覚過敏による心理的苦痛をため込んでしまう、といった様々な理由でストレス対処ができずに追い詰められている子どもの様子がうかがえる。そもそも自らの感情への気づきが悪く、気づいていても言葉が拙いか、苦境にあることを知っても話に耳を傾けてくれる大人が周囲にいない。

　一方で、親は心理的背景に目を向けず症状の原因究明に捉われがちである。子

どもが抱えている生きづらさに目が向かず、ストレスと症状の関係について医師から説明を聞いても腑に落ちる様子がないことさえある。子どもが症状に苦しむ姿が耐えがたく、原因となる疾患を突き止めるため評判の医師を探すことにやっきとなる、症状を裏付けるには十分といえないささいな兆候や検査異常を根拠に相当数の検査を要求し、検査が行われたことそれ自体によって重大な疾患への確信が深まる、という循環に陥りやすい。このような親は総じて、子どもが出す成果や結果にばかり目が行き、心理的背景には無頓着もしくは子ども側の発信が弱いため気づけないこともまれではない。子どもがやっとの思いで悩みを口にしたときに、大人の論理や経験から子どもの視点に立てずに一般常識や行動規範を教示する。当の親は親身になって子どもを励ましているつもりでも、子どもは気持ちに沿った対応をしてもらっている実感がないので、周囲の大人に訴えるのを諦めてしまう。

　一方で、親が子どもの心理的背景に目を向けにくい背景にはそれなりの事情があることもしばしばである。例えば、祖父母の介護と仕事の両立がはじまり余裕をなくした母親を心配させまいと子どもが気遣うような場合、きょうだい児の家庭内暴力などの問題のほうが大変で身体愁訴で声にならない表出を続ける子どものこころの不調に親が気づけない場合、子どもが幼少期に疾患を抱えていて救急外来をしばしば利用した経験があり、苦しい思いを二度とさせたくないという親の気持ちから、子どもの心的不調よりも身体不調に敏感な場合などである。

身体愁訴のみたて

土日や長期休みの間は頭痛や腹痛が軽快する、登校前になると腹痛が生じるなどの状況依存的な身体愁訴の場合、診断は比較的容易である。学校がストレスになっているのだろうと子どもも親も理解しやすい。しかしながら、身体愁訴の背景がわかりにくいこともある。例えば、ほとんど通年足の痛みを訴えて車いす生活になっているが時々歩ける、たびたび意識を失って救急車を呼ぶが一定期間は安定している、ということがある。症状の軽快増悪と周囲の状況の関係がわかりにくく、卒業や部活引退といったエピソードの後に症状が軽快して初めて背景が推定されることもある。みたてには相応の経過観察の時間が必要であり、経過中に収集される教員や家族からの客観的情報や心理検査所見も参考になる。

身体愁訴に対し一般診療科で様々な病名が付与された子どもたちを精神科で診断しなおす場合、身体症状症、変換・解離症もしくはうつ病や不安症といった診断名をつけることが多い。子どもや家族に診断を告げる場合、まずは一般診療科で付与された診断と精神科診断との関係を説明する。身体の兆候や症状、検査結果に着目する一般身体科の視点と、身体症状へのこだわり、背景に存在する心理的ストレスに着目する精神科の視点は異なる。

　例えば、線維筋痛症は複数の圧痛点が存在するなどの理学所見と症状経過を根拠に診断するが、身体症状症は身体疾患の有無や軽重を問わず、「身体症状へのとらわれ」のために支障が生じている状態について述べたもので、一定の心理状態に着目している。この時点で一般診療科と精神科の立場の違いを明示しておかないと、後になって「起立性調節障害の治療はどうなっているのですか?」と家族から聞かれることもある。家族は身体症状がよくなったら学校生活の中で子どもは再び頑張れると思いこんでいるが、児童精神科医は学校のストレスが背景にあると考え、その軽減を図ろうとしている場合、互いの意図が食い違うことになる。意図が食い違ったままの診療は、互いに不信感を生じさせ、治療の中断へとつながりやすい。

対応のポイント

身体愁訴は精神科医療の入り口の症状に過ぎず、別の精神疾患に展開する例も多い。その一方、心因が解決することで終結する事例もないではない。いずれ全体像が見えると考え、焦らずに見守りたい。児童精神科医の解釈を押しつけ、心因の解消を急いても、子どもや親に抵抗が生じてうまくいかない。身体症状の背景となる心因にいきなり触れてほしくない事情もあるだろう。精神科医療への抵抗感と身体疾患に原因を求めようとする子どもや家族の心情が読み取れるならば、そこに配慮する必要がある。出会ったその日から心因性のレッテルを貼るような態度や症状の真偽を問うような態度は、児童精神科への抵抗を生みやすい。心因の背景が明確になった場合、家族が抱えている問題が一気に噴出して収拾がつかなくなるという懸念が子どももしくは親にある場合もあり、問題の核心にいきなり触れること自体に抵抗を示す親子もある。まずは身体症状によって生じている生活の支障

について一緒に考え、本人や家族の負担軽減を図りたい。

　例えば車椅子が必要な子には、学校における動線について学校教員と連携を取りながら協議する。意識消失による転倒が増えているのであれば、安全な部活動参加について顧問と協議する。睡眠、食事、症状と直前の契機について記録してもらいながら家族と共に考えるのもよい。

　経過を追う中で、症状が消失する状況と頻発する状況が明確になれば、症状のもつ意義もぼんやりと見えてくる。見えてきた症状の意義やその背景に潜む心理的ストレスについて、本人や家族との合意を深め、ストレス軽減を図ることで、症状も軽快していくことだろう。

　なお、これまで複数の病院で診断が特定されてこなかったとしても、身体疾患の可能性を除外するのは困難であるとわきまえたい。心因の特定を焦って見当違いのみたてをしないよう慎重に対処すべきである。血液検査で甲状腺機能異常などの内分泌疾患が見つかった、夜尿症で受診したが精査すると脊髄瘤や尿崩症であるとわかった、てんかん発作を起こした後に撮影した画像検査や髄液検査で脳腫瘍や自己免疫性脳炎が発覚した、といったことも稀ならず経験する。冷静に経過を評価しながら心因を探る一方で、身体疾患が後に明らかになる可能性も常に念頭に置き、柔軟に考えて適宜各診療科に依頼するのがよい。

　子どもと家族が心理的ストレスと身体愁訴の関係を比較的よく理解しており、精神科的薬物療法や心理療法に抵抗がないならば、症状緩和のための薬物療法やリラクゼーション、認知行動療法は効果的である。過敏性腸症候群では腸蠕動を緩和する複数の薬剤が使用可能であるし、頭痛や動悸、喉の違和感、頻尿など緊張に由来する症状には抗うつ薬などの薬物療法や症状についての心理教育やリラクゼーションなどのアプローチもある。痛みに関してはペインクリニックと相談をしながら疼痛コントロールと同時に痛みと上手に付き合えるよう認知行動療法を行うとよい。心因に視座を置くよりも、症状緩和やコントロールという現実的な対処を提案するほうが、当事者の満足を得やすい。

　身体愁訴を理由に小児科などの一般診療科を受診する子どもは多く、総合病院においてコンサルテーション・リエゾン医療のニーズは高い。各診療科と積極的な連携が図れるとよいだろう。一般診療科の医師や身体愁訴を訴える子どもとその

親にとって、心理的背景がブラックボックスとなっていることは少なくない。なかなか触れられなかった子どものこころのあり方に目を向け、解決の糸口を見出せる児童精神科医の存在意義は大きい。

第9章 神経発達症の相談・支援

2004年以降、発達障害者支援法に基づき医療・福祉・教育だけでなく、社会全体で乳幼児期から成人期まで幅広い取り組みが行われるようになった。テレビ番組や書籍、映画の題材としても幅広く扱われて、いまや「発達障害」という言葉を知らない人は少数派である。2012年度には、児童青年期の精神疾患の"disorder"を「障害」と訳すことで状態が不可逆的であるという強い衝撃を親や子どもに与えかねないという懸念から「障害」を「症」と訳すことが提案された。このことからも偏見解消を意識した診療が求められていることがわかる。

しかしながら、内閣府の調査によれば、2013年時点で国民の約6割が発達障害について十分理解できていないという。つまり、発達障害という言葉を知ってはいても、それが具体的にどういったものかがよくわからない状態にある。これでは言葉だけがひとり歩きして誤解や偏見を生みかねない。実際、外来でも診断名を聞いて「将来、犯罪を起こすことはないか」「いじめられるのではないか」と懸念して泣き出す母親もいる。医師仲間ですら場の空気が読めない振る舞いをする人に「アスペ」や「ハッタツ」などと仇名をつけて適切な関わりを持たない者がおり、残念な気持ちにさせられる。

社会的少数派に理解ある社会を目指すにはすべての人々の努力が欠かせないが、児童精神科医は主導的役割を担い、偏見解消を意識したわかりやすい情報発信と丁寧な支援が日頃から求められるとこころすべきだろう。子どもや親から説明を求められても、曖昧な説明に終始してしまう診療風景を時に見かける。現在はインターネットで調べれば発達障害（以下、神経発達症）の情報が簡単に手に入る時代である。親のみならず相手が子どもであっても、その発達段階にあわせた丁寧な説明が必要であろう。例えば、小学校低学年に対しては、漫画やアニメに登場するつい

つい・うっかりタイプのキャラクターを例に用いるなど工夫しよう。

　横浜市では神経発達症の早期療育と教育機関との連携などの積極的支援が行われており、他の地域と比べれば大学病院のような児童精神科専門医療機関が神経発達症の相談を担う頻度は少ない。それでも診療内容の約3割には神経発達症特有の発達経過に関する相談や支援の要素が含まれている。当然のことながら、児童精神科診療においては切っても切り離せない領域であり、発達経過に関する親への問診、子どもの発達段階の評価、心理検査結果に基づく助言、予想される経過に対する肯定的な助言、就学・就労に関する助言と支援、診断書発行など福祉的手続きに関する支援など、手広く早く習熟しておく必要がある。

　神経発達症は学校生活、就労、結婚、仕事など生涯を通じ課題が生じるものだが、現状では、成人期に近づくにつれ専門的支援を受ける社会資源が減ってしまう。横浜市内では一部の療育機関が年齢制限を設けずに診療を行っているものの、大半の療育機関では幼児期の支援が中心で、多くの場合小学校年代で診療が途切れる。学齢後期以降は児童精神科医療へ引き継がれ、成人年齢を迎えたときに一般医療機関へと移る。そのため、継続性が多くの地域で課題となっている。国際疾病分類でも、第10版(ICD-10)では多動性障害や情緒障害などの病態を児童青年期特有の疾患群としていたが、2022年に発効した11版(ICD-11)ではその括りを撤廃している。このことが象徴するように、神経発達症については、児童精神科医に限らず、すべての小児科医と精神科医が助言と支援を行えるよう研鑽を積む体制を組んでいく必要がある。精神科専門研修の早期から療育分野への関与が必須という考えから、筆者の大学病院では精神科後期研修過程で地域貢献も兼ねて療育機関へほとんどの若手医師を派遣している。逆に言えば、児童精神科医が守備範囲を15歳までに限っていると、神経発達症の青年期から成人期への移行支援に疎くなりがちである。守備範囲を広げ、高校生から大学生までを診療する場合には、就労支援移行事業所などのNPO法人やユースプラザ、若者サポートステーションなどとの就労支援機関や若者支援機関、発達障害者支援センターとのつながりを大事にしよう。

神経発達症の評価・診断

各種神経発達症の評価の詳細については成書を参照されたい。出生後から現在に至るまでの生育歴・発達歴を聴取しながら鑑別診断を行う必要がある。例えば、学校生活における「大事な課題を毎度忘れてしまう」「何度注意されても懲りない」という情報だけでは、「前日は意識していたのに朝バタバタしていたらうっかり忘れた」といった注意欠如多動症に特有の不注意症状からくる問題なのか、「今回提出する課題がなぜ重要なのかが理解できない」といった自閉スペクトラム症に特有の社会的重要性の感覚の違いからくる問題なのか、十分区別がつかないことがある。なお、近年は神経発達症の表現型に男女差があることも注目されている。女子の神経発達症は「カモフラージュ」とも指摘されるように見えにくいところがある。神経発達症のイメージが男子の特性を中心に定着していることもあり、十分鑑別をこころがけたい。正確な生育歴・発達歴を得るのを怠ったがために自閉スペクトラム症を注意欠如多動症と誤診して、漫然と抗多動薬が投与されるような事態さえ起こりうる。チック症・トゥレット症候群も衝動や感情の制御の問題を併存しており、注意欠如多動症との鑑別が必要である。チック症・トゥレット症候群には「怒り発作」のような衝動性や易刺激性、「ぴったり感」に執着する特性を背景とする強迫性や敏感さが併存し、生きづらさに伴ってうつ病や不安症も生じる。抗多動薬として用いられる中枢神経刺激薬はチック症・トゥレット症候群を増悪させる可能性があるので注意。

　診断や投薬など介入的な判断を焦らず、診察室での患者本人の振る舞いを観察し、つぶさに現症を把握していこう。例えば、相互的・社会的コミュニケーション能力の評価のため、医師の質問への当意即妙なやり取りが可能か、自らの生い立ちや対人関係について他者視点も交えた陳述や考察ができるか、目配せのような視線でのやりとりや含み笑いのような表情を用いたコミュニケーションなど言語外の表現力の豊かさはどうか、興味関心事項以外の幅広い話題やユーモアに富んだ雑談に応じることができるか、などを観察する。また、診療予約のキャンセルの頻度や身だしなみも参考になる。診察の中で子どもの現症把握が十分にでき、子どもの発達特性を診断基準に沿って親に上手に説明できると多くの親は診断を受け入れやすい。

神経発達症の診療では、こうした生育歴・発達歴・現症の十分な把握が基本となるが、加えて知能検査や子どももしくは親が記入する評価尺度も参考にする。一般的な診察だけでは、子どもと親がその説明に納得のいかないこともあるため、客観的評価が欠かせない。検査の優先順位は臨床心理士・理学療法士・作業療法士・言語聴覚士とよく相談すべきであろう。療育機関・医療機関ごと、職種ごとに得意とする検査が異なっており、何が実施可能なのかをあらかじめ話し合っておくとよい。多くの療育・医療機関では初診待機患を多く抱えており、検査枠も限られている。子どもや親の理解と対処行動を向上させるために今何が一番必要な検査なのかを考えながらオーダーする必要がある。

　参考までに2020年度の診療報酬改定の内容に沿って比較的用いられることの多い心理検査を例示しておく［表2-9-1］。なお、心理検査結果の活用や臨床心理士との連携については第1部第7章で述べた。

　生育歴・発達歴・現在症を把握した後に暫定的なみたてに応じて、心理評価のオーダーを行うのが神経発達症の初診時診療の流れである。これは診断・説明・告知に至るうえで欠かすことのできない必要な手順でもある。診断に関しては、インターネットなどでおおむね情報収集してどのような診断が下るのか理解している親、医学的診断に抵抗はあるが自分の子どもにマッチした支援を受けたい親など、受け止め方も様々である。いずれにせよ、子どもを伴って療育機関や医療機関を訪れる家族は、明日から役立つ助言や現在抱える不安の解消を求めている。具体的な助言例は成書が複数出ているので参照されたい。例えば、いわゆる“パニック”と言われる情緒的混乱をきたしたときにどのように子どもを落ち着かせればよいか、スーパーやデパートに買い物に行けばおもちゃ売り場から離れられないのだがどうすればよいか、自分の話したいことを一方的に話して親の話を聞いてくれない場合にどうすればよいか、医師の目からみてこの子の将来は大丈夫なのか、など様々な質問があがる。このようなQ&Aには誠意をもって対応しよう。出かける前に絵カードや写真を示して一日の流れを提示し合意することの重要性を噛み砕いて説明する、話す人はボールをもって喋り、喋り終えたら次の人にボールを渡すといった会話のルールの練習方法があるなど、必ずしもその通りに実践を求める必要はないが提案の例は家族がイメージできるよう具体的でありたい。診察場面でできる助言はせいぜいひとつかふたつであろうし、はっきり答えることができないものもある

表2-9-1 代表的な心理検査

診療報酬点数	検査	用途
80点	グッドイナフ人物画知能検査	簡易な知的水準の把握
	フロスティッグ視知覚発達検査	視覚認知機能の把握
	AQ日本語版	自記式の自閉スペクトラム症 スクリーニング検査
280点	新版K式発達検査	乳児期から幼児期に使用する発達検査
	WPPSI知能診断検査	幼児期に使用する知能検査
	田中ビネー知能検査V	福祉領域でも使用する対象年齢の広い知能検査
	Vinland-Ⅱ適応行動尺度	適応行動の発達水準を把握し支援計画の参考とする
450点	WISC-Ⅳ知能検査	5-16歳を対象とする知能検査
	WAIS-Ⅳ知能検査	16歳以上を対象とする知能検査
	PARS-TR	親面接による自閉スペクトラム症評定
	KABC-Ⅱ	知能・学習機能の評価
	MSPA	発達障害の要支援度評価
	CARS小児自閉症評定尺度	客観的観察による自閉症評価

検査によってIQ値が明らかになるだけでなく、能力のばらつきの程度や得意分野と不得意分野の組み合わせ、親からの評価、行動特徴に関する客観的評価、実生活での機能が総合的に評価できる。なお、上記以外の検査で使用頻度が多いものとして、注意欠如多動症についてはADHD評価スケール改訂版（ADHD Rating Scale）が用いられる。改訂版標準読み書きスクリーニング検査（STRAW-R）やURAWSSⅡ(Understanding Reading and Writing Skills of School ChildrenⅡ) は教育機関を中心に限局性学習症の評価に用いられている。また、神経発達症に併存が多くみられる感覚過敏の評価にはSP感覚プロファイル、情緒や行動面の評価には子どもの行動チェックリスト（CBCL）、子どもの強さと困難さアンケート（SDQ）が用いられる。自閉スペクトラム症の診断面接には自閉症診断面接改訂版（ADI-R）、自閉症診断観察尺度第2版（ADOS-2）があるが、これらの診断面接は煩雑なので一般の児童精神科臨床では使用しにくい。ただし、その評価手順を知ることは得るものが多いだろう。

かもしれない。それでも、家族の試行錯誤、もしくは話し合いの中で湧き出るアイディアを肯定し、丁寧に検証しながら役立ちそうなプランをひとつでも手土産に持ち帰ることができるよう援助したい。最近は神経発達症関連の一般向けウェブサイトや家族向けの手引書も充実し、当事者からの情報発信により生活上の工夫なども公開されるようになってきた。日頃からこのような情報源にも触れて助言のための引き出しを充実させておくとよいだろう。

　心理評価も終了していよいよ神経発達症の診断を下し、当事者・家族への説明を考慮する際、診断の利点と欠点をきちんと知らせる必要がある。利点としては、診断書や手帳を発行することで学校や地域社会での配慮を受けやすくなること、自閉スペクトラム症に併存する興奮や爆発性、注意欠如多動症の不注意・衝動性、神経発達症に併存する不眠症状に対し保険適応内で薬物療法が受けられること、診断名を手掛かりにして子どもと親が情報収集し適切な対処行動を学べる契機になること、などがあげられる。欠点としては、神経発達症的な行動は一般的に広くみられるにもかかわらず、そうした行動を取り上げて診断をつけることで、正常との連続性を無視し、正常か異常か、通常学級か特別支援学級か、と二分してしまうことである。診断を受けることで不利となるような周囲の偏見を子どもや親が強く感じているときには、検査実施や投薬といった次の介入段階に進む前に、本人や親の価値観についてよく話し合っておくべきである。中には「おむつが取れないと、お前は特別支援学級だぞ」などと叱る父親もいる。医療者として反感を覚えるかもしれないが、そうした偏見を抱えるようになった事情もあろう。当事者の価値観を尊重し丁寧に扱わなければならない。当事者家族と医療者の間で十分な相互理解が得られないまま診断名だけを告げ、理解力に応じた説明もなければ、受けられたはずの支援の機会を失うことにもなりかねない。

　本当の納得は、医療者が丁寧に生活歴・発達歴をたどり、診断に至るまでの問診を通して生まれる。妊娠中や産後のよろこびと苦労、健診時や入園時の周囲からの指摘と家族の戸惑い、そして現在の困っている事柄に至るまでの一筆書きの物語を共有していく過程が求められる。何より、目の前の子どもの様子を共有することが大事であろう。療育機関での診察ならば、会話の中で医師と家族と子どもの三者関係の会話が成立しているか、自分の考えていることについて説明ができるか、続けていた遊びを中断できるかなど、診察場面における子どもの振る舞いを

発達特性に沿ってわかりやすく解説できれば、家族も納得しやすい。さらに具体的な対応を助言し、親の抱える将来への懸念に丁寧に答えたい。このような一連の診察過程を経て、診断や治療方針が受け入れてもらえる。

神経発達症の支援・治療

神経発達症の支援に際しては、詳細な問診と心理評価などで得た情報から子どもの強みと弱点を把握し、強みについて大いに肯定しながら、双方向的に子どもが抱える困難をどのように解決すべきか話し合う態度が基本である。神経発達症の当事者は、これまで問題点ばかり周囲から指摘され傷ついている場合が多い。傷ついた自尊心の回復に十分時間を割くことは支援者との関係づくりの上でも重要である。例えば、「飽きっぽい」「視野が狭い」「衝動的」といった弱点は「短時間であれば高いパフォーマンスを発揮できる」「意外な発見ができる」「迷いがない」といった強みに読み替えることが可能であろう。また、支援の際に、子どもにとって理解しやすく、かつ効果的な情報を提供することも重要である。

　自閉スペクトラム症であれば、「ちゃんと」「きちんと」といった抽象的な指示や暗黙の了解をもとに話を進めないようにしたい。言葉遣いをシンプルにして合意した項目については箇条書きや図表にして視覚化し、「○○できない子は××をしてあげない」など否定文による指示や「相手の気持ちになって考えなさい」のような内省の要求は控え、「○○できれば××できるよ」「今回は○○をとても頑張れたから、次も頑張れるといいね」と肯定文を使って提案する。注意欠如多動症であれば、要点を簡潔に示して長い話し合いは避ける。気が散るような環境で話し合いをせず、同時にいくつもの課題設定は行わず、何かに取り組んでいる最中には次の指示を出さない。何かを購入する場合は何かを捨てるなど持ち物をシンプルにする。

　このように、強みを肯定し弱点を支援して目標達成のための動機づけを行い、わかりやすい伝え方で話し合い目標設定を行う。「まずは集中力が続く10分間で」「まずは興味・関心のある科目から」とスモールステップを設定し、成功体験を重ねてもらうのが支援のコツとなる。

　なお、子どもは自らの発達特性に基づく不適応に自覚のない場合がある。例えば、感覚過敏による苦痛のせいで友人や家族と時間を共有しにくいことや不注意

症状による失敗と周囲からの批判に苦しんでいるのにもかかわらず、漠然と自分だけが異質な存在だと思い込んで卑下している子どもがいる。そして、このような子どもは支援や治療について話し合っても「自分が気を付ければいいことなので」「自分が悪いだけなので」と自責の言葉を述べるばかりで治療・回復のイメージを持ちにくい。このような場合、心理検査や丁寧な経過の確認を通して自らの特性や生きづらさを客観的に理解し、子どもを最大限労い肯定することが役立つ。

　長期的な目標としては、子ども自身が自分の強みや弱点を理解して自分自身の利益や希望の実現のために自分の意思や権利を主張できるよう支援するのがよい。2014年に日本が障害者権利条約を批准してから、自己権利擁護（セルフアドボカシー）の考え方が見直されている。子どもが自分自身の特性を理解したうえでどのような生活をしたいのか、周囲に主張をして選び取る力を育めるよう子どもを励ましたい。家族や教員にはその力を育むような関わりを助言する。児童精神科医が率先して子どもの意見を聞き、生活に少しでも反映されるよう周囲の大人との対話を促すとよい。

　ちなみに、発達障害診療のあり方は年齢層によってかなり異なる。幼児期ではこだわりや癇癪への対応、運動会をはじめ苦手とする集団参加への対処、発達特性に関する家族相談や神経発達症に関する理解の援助が主な診療内容になる。学童期においては読み書き困難などの学業に関する相談、多動・衝動性にまつわるクラス内不適応が話題になるかもしれない。学齢後期から青年期にかけては併存する抑うつや不安、家族関係や友人関係の不調、暴力や非行、不登校などの行動上の問題が話題になる。青年期から成人期にかけては恋愛や大学進学、就労といった社会適応についての相談を本人としていくことになるだろう。ライフステージに応じて支援ができるよう経験を積んでいきたい。

　最後に治療について簡単に述べる。自閉スペクトラム症の中核症状である相互的・社会的コミュニケーションの問題や興味関心の限局といった特性に対する根拠ある治療法は確立されていない。しかしながら、幼児から児童期の自閉スペクトラム症児に対する各種療育技法や理念に共通する要素は、個別性を尊重した本人の立場に寄った対応、感覚過敏への配慮、視覚的支援などによる見通しの提供、継続的関与、家族や身近な人の理解の促進である。興味関心を安心して共有できる居場所の中で、自己実現や自己主張が尊重され、元来苦手であるコミュニケーションが促進されることは、中核症状に対しても治療的であると言える。たとえば、専

門家が親子の関わりを撮影したビデオを用いて継続的に療育スキルを家族に助言することで、自閉スペクトラム症の中核症状が改善することも近年示されている。逆に、本人の特性が理解されない中でストレスがかかり続けるならば、中核症状がより先鋭化して頑なさを増し、うつ病や強迫症などの二次障害を合併して生活に大きな支障をきたすことにもなりかねない。

　地域から医療機関への期待や要請が大きいのは薬物療法である。なかには薬物療法ですべてが解決するかのように地域の関係者から医療受診を勧められていることすらある。このような場合こそ、地域連携を密にして適切な対応を周知を図ろう。児童精神科領域の薬物療法全般に言えることだが、薬剤の保険適応外使用や24歳未満の患者に対する抗うつ薬使用の注意喚起については、子どもと家族に十分説明した上で処方するのが原則である。

　自閉スペクトラム症の併存症状として攻撃性・易刺激性が著しい場合はリスペリドンやアリピプラゾールといった一部の抗精神病薬が原則5歳以上18歳未満において保険適応となっている。

　注意欠如多動症の中核症状である不注意・多動・衝動性に対しては、塩酸メチルフェニデート、塩酸アトモキセチン、グアンファシン塩酸塩、リスデキサンフェタミンメシル酸塩の4種類の薬物療法が現在保険適応となっている。塩酸メチルフェニデートおよびリスデキサンフェタミンメシル酸塩は中枢神経刺激薬として他の2つの薬剤と比較して高い効果が期待できるものの、日本では厳しい流通規制が設けられているため諸外国に比べて処方率が低い。2020年度に中枢神経刺激薬の処方権限規制がかかってからはその煩雑さから処方を敬遠する医師すら出てきている。これは当事者に資する状況とは言えないだろう。注意欠如多動症の特性からして定期的に通院や服薬を続けられる人のほうが稀であり、特に思春期に差し掛かると親の意向だけで通院を継続することは難しくなる。薬物療法を補う精神療法的助言をこころがけたい。動機づけを高める励ましやアプリケーションの活用の推奨は診療に役立つ。

　チック症・トゥレット症候群の大半は10代前半をピークに中核症状が軽減する。10代後半頃になればチックの前駆症状を自覚して症状をうまくコントロールしながら生活できるようにもなろう。薬物療法はいずれも保険適応外になるが、本人も苦痛や不快を感じる不随意運動には抗精神病薬のハロペリドール、リスペリドン、ア

リピプラゾールのいずれかが選択され、併存するうつ病や不安症、強迫症については選択的セロトニン再取り込み阻害薬などの抗うつ薬を用いることがある。なお、チック症・トゥレット症候群にも注意欠如多動症と同様に認知行動療法の有用性が示されており、意識してコントロールを身につけていけば前駆衝動が軽快すると期待されている。

　また、神経発達症全般に併存する入眠困難や生活リズムの問題についてはメラトニン製剤の保険適応が近年追加された。睡眠の質が改善することで、子ども本人の情緒安定や家族の困難感の軽減につながることをしばしば経験する。

　神経発達症の診断と治療は治癒を目指すものではなく、子どもが成長し健康な生活を営めるよう支援するためのものである。当事者が将来的に自分の強みと弱点を把握し（自己認知）、困ったことがあれば相談でき（相談スキルの確立）、安心できる仲間や居場所を得て（安心な環境の提供）、ひとつでも胸を張れるものを持って（自信の回復）、自分だけでなく他人も労わる余裕をもって生活できる（自律の獲得）よう援助することを意識して診療に臨みたい。

第10章 子どもの逆境・心的外傷体験

こころの傷となるような体験は日常生活で誰にも起こりうる。交通事故に遭って危うく死にかけた、暴力を振るわれた、大切な人を突然失った、いじめ被害にあった、片親が突然いなくなった、などいくらでもある。こころの傷として残る体験が一切ないと答える人はむしろ稀であろう。フロイトの時代から心的外傷の臨床的意義やその取り扱いを巡って長年議論がなされてきたが、近年は子どもの権利に関する法的整備も進み、逆境体験が子どものこころに及ぼす影響について、社会的関心もかなり高まっている。洗練された治療技法が広く普及するには至っていないが、過去の研究成果が集約される中でPTSD（心的外傷後ストレス障害：Post traumatic stress disorder）／複雑性PTSDについても整理された。

　複雑性PTSDは長期間・複数回にわたって脅威や恐怖にさらされたことで発症するもので、PTSDの中核症状に加えて持続的な空虚感、無力感や無価値観といった認知面の変化と、対人不信や孤立傾向などの対人関係上の変化、怒りの爆発や自傷行為の反復といった感情コントロールの困難が生じている場合に診断される。児童相談所や司法機関がたびたび関与せざるを得ないもの、後にパーソナリティ障害へと展開していったものなど、該当する事例にこころ当たりのある医師も多いであろう。

　これまでも児童精神科医は、子どもの特性と環境のミスマッチを解消しつつ、同時に子どもの権利や安全が守られる環境をいかに維持するかにこころを砕いてきたが、そのような視点の重要性が精神医療全体で共有されるようになったと言える。公衆衛生の観点からも、子ども時代の心的外傷体験の予防が今後の精神医療の重要な課題となろう。

診療場面において

自分では抗えない危機的状況や孤立無援な状況を経験した場合、元来脆弱な一部の子どもに心的外傷体験にまつわる様々な症状が生じる。PTSDの診断基準に厳密に適合する事例はさほど多くないものの、慢性的・反復性のストレスや心的外傷に伴う適応障害や複雑性PTSDといったストレス関連性障害が疑われる子どもと出会う機会は多い。交通事故後など一度限りの強烈な体験でトラウマ症状が生じて外来診療を訪れるものもないではないが、平時の児童青年期の精神科臨床において、典型的な症状を呈して受診するような子どもは稀である。大規模災害や重大事件が起こった後のこころの不調は誰しもが共感しやすいものであり、家族や地域の中でまずは庇護されるだろう。むしろ、児童精神科において出会うのは、神経発達症からくる生きづらさをかねてから抱えていたところに、家庭不和などによる孤立無援や学校でのいじめ被害などのように日常の中で長期間繰り返し続けるストレスが加わって、不調が顕在化し、受診に至るものが圧倒的に多い。多動衝動性、共感性の乏しさ、拒絶や反抗的態度、過度な馴れ馴れしさ、テンションの乱高下など感情面で諸症状を示すため、注意欠如多動症などの神経発達症、反抗挑発症、またはアタッチメント障害と混同される症例、もしくはそれらの診断の重複が考えられる症例と出会うことがたびたびある。子どもの症状が心的外傷体験に由来するものなのか、点検を怠らない姿勢が欠かせない。

　子どもが体験する逆境は様々で、いじめ被害、親からの虐待、暴力被害や性被害、貧困、家族の慢性疾患や精神疾患、親の離婚、親密な人との死別などのエピソードを診療場面で耳にする。父母の夫婦不和による離婚や家庭の貧困、周囲の大人の無理解などは子ども自身の力ではどうにもならないことである。なぜ、自分が辛い体験に甘んじなければいけないのか、自分にはどのような権利が保障されているのか、子どもが幼いほど、周囲の環境が過酷なほど、子どもは大人に対して自分の意見や希望を口にすることができないものである。生きる上で誰かの助けを借りる必要がある児童青年期において、大人には解決可能な事柄であっても、子どもにとってどうにもならない状況が多々ある。援助を求めたくても求められない生活状況、とれる行動の限界や語彙の制約などの要素も相俟って孤立無援のまま傷つく可能性を常に意識しておきたいところである。

例えば、多くのいじめ被害にあった子どもが、周りの大人に助けを求めたものの、教員から加害児童への説諭は一度きりに終わり、問題が解決しないまま、「教師にチクった」ことに腹を立てた加害児童からさらに攻撃を受けた、といった話は少なくない。喧嘩両成敗のような形でいじめられた側にも否があるなどと諭され、大人側の解釈を押し付けられて不快感だけが残ったという場合もあるだろう。このような体験を重ねれば、子どもは自らの出したSOSが、さらなる危機を招くのを恐れるようになる。そうでなくとも、親を不安にさせてはいけないとカラ元気で登校を続けているだけかもしれない。心的エネルギーが低下し、人に相談する価値もないとすべてをあきらめてしまう子もいるだろう。父母の諍いや夫婦間暴力を目の前にして、誰に相談できるでもなく、すすり泣く母親をなぐさめつつ、些細なことに腹を立てる父の機嫌を取り続け、なんとか家族のつながりを維持しながら生き延びている子どももいる。努力もむなしく、父母は離婚となり、母親から父親との面会を一方的に禁止されるなど、不安定な家庭を支え続けたその気持ちが報われないままに終わる。そのような繰り返しから、自分が家庭を不幸にしたと自責の念を募らせることになる。不幸にしてこのような逆境を生きていかざるを得ない子どもは常に存在し、一部は適切な援助が得られないまま傷つき続ける。逆境を糧にして失敗から学んで成長できるのは一部の回復力の高いものだけである。

　逆境的体験や心的外傷体験が深刻であればあるほど、詳細を語ることをためらいがちになる。外傷体験が強烈であっても、本人の言葉でエピソードが語られる場合、適切な支援機関につながりやすく、展開や回復も早い印象がある。PTSD／複雑性PTSDの診断に該当するような子どもは、往々にして回避症状ゆえに被害体験やそれにまつわる感情を話したがらない。人に相談しても何かが変わることなどないと他者からの援助を端からあきらめているものも少なくない。例えば、いじめを受けても自分の話した情報が拡散し回りまわって再度被害に遭うと確信している子ども、親からの身体的・心理的虐待の被害にあったが人に頼ることに強い罪悪感をもつ子どもなどである。頭痛や不眠など当たり障りのない身体の症状について相談するほうが楽だと考えているもの、語る言葉を持ち合わせず身体症状として顕在化させるしか表現方法を持ち合わせていないものさえいる。そのため、初診後しばらく経って過去の実情が明かされることもしばしばである。

　数々の傷つきから基本的な信頼関係を築くのが難しい子ども、安心して人に頼

れない子どももいる。このような場合は信頼関係づくりこそが治療の第一歩となる。目の前の症状の手当てをしつつ、安心して語れる時代の話から歴史をゆっくり辿っていくこころの余裕を持ちたい。外傷体験の開示をためらう子どもに無理に語らせるような侵襲的な手段は基本的に控えつつ、経過から疑いがあれば、安全な環境を保証しながら、評価尺度などを用いて冷静な手続きを進める。とても大事なことだから聞いておきたいのだが、と断って子どもにも敬意を払う。陥っている、もしくは生き延びてきた逆境を様々な評価を経てよく理解し、子どもと家族、教員らと共に先々の安心な生活を考え続ける。語られないこと、見えないことも多いので、多様な職種の関わりを通じ、点の情報を線でつなげて多面的に子どもの人生を理解していきたい。関係者とじっくり理解を深めながら、教員に対しては被害児童への継続的な支援といじめのない学校風土づくりが進むよう助言を行い、家族に対しては本人の願いが少しでも叶うよう子どもと両親の間に立って話を進める。現在進行形で子どもの権利が侵される状況があるのならば、本人を守ることを第一にし、教員や児童相談所の担当者と連携を取る労力を惜しまない。その真摯な姿勢は当の子どもにも伝わる。

　なお、子どもの権利を守る姿勢は児童精神科医にとって必須であるが、奮起するあまり親や教員を責めるような姿勢は厳に慎みたい。子どもが虐げられる環境に怒りや悲しみを禁じ得ないこともあるだろう。子どもが支援を受けることに批判的な親、杓子定規に限界を繰り返し述べ、親に責任を求める教員など、子どもに関わる大人のありようは様々である。経済的困窮や精神疾患を抱えた親、収拾のつかない学級崩壊に日々苦しむ教員などの事情を聞くことも多い。子どもを取り巻く家庭や学校の安定も重要である。子どもに関与する大人の苦悩にも耳を傾けて冷静に助言し、支援体制を考えたい。子どもを守るため、入院治療や一時保護所への入所を求めたとしても永久に続けられるわけではない。子どもが生活を続ける家庭や学校で少しでも守られるよう、最大限の手を尽くそう。いじめ被害を契機にした親と教員の衝突、夫婦不和と片親からの虐待を契機にした離婚裁判などでは、守られるべき子どもが置き去りにされ、大人同士の代理戦争に巻き込まれている例も見聞きする。子どものために告げたはずのPTSDの診断が大人同士の争いの種になるようなことも経験しよう。児童精神科医は常に子どもの立場を代弁し、苦痛への理解を求め、安心して過ごせるよう両者の関係を支援する立場を取りたい。

いじめや虐待にまつわる問題が深刻で子どもの症状も顕著な場合、何が子どもにとって最善な対応なのか関係者も客観的な視点を見失うことがたびたびある。これに巻き込まれないようこころがけたい。親や関係者の感情的なやりとりに主治医が翻弄され、子どもの治療がどこへ向かっているのかわからなくなっている事例も見聞きするので、注意されたい。

治療について

　昨今は、トラウマ焦点化認知行動療法や長時間曝露療法など、心的外傷に対する治療技法が少しずつ普及しつつある。長時間曝露療法は、平成28年度以降、青年期以降のPTSDに保険適応となっている。トラウマ焦点化認知行動療法は親子でトラウマについて学び、認知処理や感情調整などのスキルを高め、トラウマの語りを通して外傷体験の処理を行い、得られた学びを日常に汎化していくプロセスである。

　治療にはそれなりのまとまった時間を要するため、主治医自らが実施できない場合もある。所定の研修を終えた心理士や心的外傷の治療支援を得意とする医療機関や福祉機関との連携が欠かせない。過去の記憶を変えたり忘れたりすることはできないが、当時の出来事、世界、自分の人生に対し、異なる見解を身につけ将来の安全な生活につなげること、外傷体験から生じる恐怖や苦痛に圧倒されないこと、回避症状によって自らの可能性を狭めないことを目的に治療が進められる。重篤な解離症状や対人関係障害、感情調節障害を伴うような複雑性PTSDの場合、一筋縄ではいかず、長時間曝露療法やトラウマ焦点化認知行動療法が向かない事例もある。

　こうした各種治療技法の前に心得るべきは逆境体験によって生じるこころへの影響を想定して子どものありようを評価し、安全をまずは第一と考えることである。表面を取り繕うような態度や発達障害特性、華々しい行動化の問題が焦点となるとき、往々にして背景にある逆境体験が子どものこころに与える影響を軽視しがちになって目の前の症状の対処に追われてしまうことがある。このような傾向を自ら戒めるとともに、本人や親にも心的外傷が引き起こすこころや身体への影響を理解してもらい、症状や兆候を認識して適切な対処を助言しよう。主治医が子どもの逆境や傷つきに無頓着であれば、本人も自らの心的外傷体験を診療場面で明らかにし

ないだろう。

　子どもの権利や安全を守るための提案をしない医師とは信頼関係を築けない。総論でも述べたように、子どもを傷つけずに治療経過に伴走し続けるという診療の基本的態度を地道に貫くことを忘れてはならない。

第11章 インターネット・ゲーム依存

インターネットはもはや日常生活に欠かせないツールとなった。2018年度に行われた内閣府の調査によれば、自分専用のスマートフォンをもっている子どもは、小学生で36％、中学生で78％、高校生で99％に及ぶ。統計上では、5歳までに85％が動画視聴を、40％がゲーム使用を親に許可されており、スマホ育児の問題を指摘する専門家もいる。たしかに、療育機関の待合室でも3歳くらいの幼児がタブレット端末を夢中になって操作している光景をしばしば見かけるようになった。早期のインターネット使用経験と後に生じるインターネットの過剰使用や睡眠障害との関連が示されており、決して安易に推奨できる育児風景ではない。一方で、タブレット上のアバターやロボットを通したコミュニケーションが自閉スペクトラム症児にとってスムーズで抵抗感が小さいという報告もあり、一概に非難するべきものでもない。近年はウェアラブルデバイスを用いるなどして仮想現実世界の中で様々なアトラクションやゲームを体験する機会も増え、仮想現実空間で対価を支払いながら様々なサービスを受けるメタバースについてメディアで取り上げられることも多くなった。現実世界と仮想現実世界の境界は益々曖昧になっている。現代の多くの子どもは常にインターネットに接続でき、ポケットの中に端末があればいつでもオンラインゲームの世界に旅立つことができる。ファミコン世代の40代である著者の子どもの頃にもゲームにしがみつく子どもとゲームばかりしてないで勉強しなさいと叱る親という光景はありふれていた。世界のデジタル化が加速する現在、こうした変化の波についていけない大人たちとデジタルネイティブである子どもたちの間にある溝は、広がることはあっても狭まることはないのだろう。現実世界と仮想現実世界を自由に行き来し器用に生活する子どももいる一方で、現実世界に馴染めず仮想現実世界に没頭する子どももみられる。新たに登場した国際疾病分類ICD-11に

ゲーム症の診断が追加されたこともあり、オンラインゲームに没頭するわが子を「ゲーム依存ではないか？」と疑う医療相談も急激に増加している。

依存の構図

筆者の外来でも10代以降の初診患者の約30％がインターネットの使用に問題を抱えている状態にある。ただし、親の目下の関心が子どものインターネット依存、ゲーム依存にあったとしても、主な診断は神経発達症やうつ病、不安症など様々である。

　多数のプレイヤーがグループを組んで仮想世界を冒険するMMORPG（マッシブリー・マルチプレイヤー・オンライン・ロールプレイングゲーム）や主人公と同じ視点から銃器を操作し敵を倒していくFPS（ファースト・パーソン・シューティングゲーム）は広大な世界観、圧倒的な臨場感、魅力的なアイテムの数々を備え、子どもから大人まで、一度はじめれば真剣にその世界にのめり込むように設計されており、世界中の人たちがこのゲームの世界に没頭している。FPSで有名な『フォートナイト』などは児童精神科医自身も一度はプレイした経験がないとなかなか子どもたちの話についていけない、ということも経験する。医学的には、こうしたゲームに対する依存状態、特にオンラインゲームへの依存が注目されている状況にある。

　相談に訪れる家族はネット依存、ゲーム依存、ソーシャルネットワーキングサービス（SNS）依存と様々な状態をひとくくりに扱う傾向にあるが、医学的診断の対象はオンラインゲームを中心とするゲームへの依存状態である。ICD-11では、ネットゲーム優先の生活となり、その問題を意識しながらもコントロールを喪失してその生活が止められない状態が1年以上続く場合をゲーム症と診断すると定義している。ゲーム依存の問題は男子に多く、抑うつ状態や、注意欠如多動症などの神経発達症との関連が示されており、背景に存在する発達特性や精神不調に着目する必要がある。

　しかしながら実際の臨床場面では、SNSの過剰使用もしくは動画の長時間視聴もしばしば問題になる。子どものインターネット使用は、ゲームやSNSの他、Youtubeやニコニコ動画などの動画・音楽視聴、ASMR（Autonomous Sensory Meridian Response）と言われる臨場感のある感覚刺激を目的とした音源視聴、メルカリなどのネット売買サイト、出会い系サイトやポルノ動画サイトなど多岐にわたる。

ネット転売により数万円を稼いで高額な洋服を身に着けている中学生、性的画像のやり取りをしている小学生などもいると聞けば、オンラインゲームにまつわる事柄に絞って問題として扱うことは現実的でないだろう。

　SNS依存の問題は特に女子に多い。SNS依存もゲーム依存と同様、精神不調との関連が報告されており、抑うつ状態や自殺関連行動と関連が示されている。SNS依存が医学的診断に該当しないからといって、精神不調の程度が軽いというわけではない。SNSを通した買春斡旋・いじめ・自殺幇助や、危険なダイエット法の紹介、24時間の私生活公開など、精神不調を抱え、判断力の拙い子どもたちにとって危険な世界が広がっている。とはいえ、スマートフォンを所持する子どもたちが匿名のアカウントでアクセスする限り、直接の対策は難しい。対策の難しさを認めたうえで、なぜ子どもたちがこのような有害なコンテンツにアクセスするのかを考えるべきだろう。子どもの健康を考える上でネット上に展開する世界について精神科医が無知であるわけにはいかない時代となっている。

　問題使用が見られる子どもたちは平日でおよそ3時間、休日で6時間をネットやゲームに費やす。当然のことながら、勉強や睡眠の時間が削られるため、学業成績も低下する。そうなると、ネットやゲームを制限しようとする家族との関係が悪化するだけでなく、家族から離れて自室に閉居することで現実世界との接点はさらに遠のく。こうした状態が続くことで生活リズムの乱れから精神不調となり、自己評価は低下する。また、こうした状況に焦る親を避け、時に挑発するように頑なにスマートフォンを手放さない態度はさらなる家庭不和を呼び、悪循環を招く。

治療アプローチの試み

治療にあたっては、家族や教員との健康的な接点が増えて、ゲームやSNSとほどほどの距離感で付き合える状態を目指そう。インターネット・ゲーム依存の相談にあたっていると、精神不調や神経発達症の併存に加えて、集団不適応や不登校の問題がみえてくる。不登校の原因をネットやゲームの過剰使用の問題に帰して、ただそれを禁止しようとするだけでは、親と子どもとの対立は深まるばかりである。イソップ童話の北風と太陽の話のように、親が問題解決を焦るほど、子どもはネットやゲームにしがみつく。

親にしてみれば、クリスマスの家族団らんのひとときで子どもの喜ぶ顔が見たくて、あるいは中学受験成功のお祝いとして買い与えたスマートフォンやゲーム機が、家庭に亀裂を入れるとは思いも寄らなかったであろう。親の悲嘆や憤りは共感してあまりある。しかし、「勉強しないならスマホを取り上げる」「画面を見ながらニヤニヤし、独り言をつぶやくなんて、テレビでやっている病気ではないのか」といった声かけは、不適応に陥ってネットの世界へと回避している子どものこころをますますネットへと追いやることになろう。子どもたちも好き好んで無為にスマートフォンの画面を眺め続けているわけではない。こうした親子関係の悪循環がときに虐待へと発展し、児童相談所が介入するような残念な事例も起きている。

インターネット・ゲーム依存に関する相談で行っているのは、子どもの苦悩に気づかないまま行動を修正しようと躍起になる親とそれに抵抗する子どもへの支援である。問題の背景からその苦悩のひとつひとつを支え、じっくりと解消していく。その治療支援の内容は従来のひきこもり・不登校支援に近い。近年はひきこもり児・者の家族を対象にCRAFT（コミュニティ強化と家族訓練：Community Reinforcement and Family Training）と呼ばれる家族支援プログラムの効果が実証されている。ひきこもりのメカニズムを家族に理解してもらい、まずは家族自らの充実した生活に目を向け対象者とのコミュニケーションのあり方を変容させることで徐々に関係改善を目指すプログラムである。ひきこもり児・者に対する叱咤激励やあきらめの態度が受容的で肯定的な態度に変容することで、ひきこもり児・者の肯定的感情が増えて実生活内の価値ある生活が送れるように支援される。インターネット・ゲーム依存の診療においても、このCRAFTのプログラムの構成要素に含まれる問題行動と悪循環の分析、家族自身の幸福への着目、安心できる関係づくり、肯定的な声かけやほめ方、望ましくない行動を減らす方法、危機的状況の対処の仕方を家族と話し合うことが役立つことが多い。このように原因の追究と治療という意識から離れ、じっくりと親子の関係を解きほぐすことが回復への近道になる。夜間の床の中でのスマートフォン使用と睡眠覚醒リズムの関係や高額課金の問題についての知識を提供するのは構わないが、ゲームは脳にダメージがあるなどと確認がとれていない風説を引用し、医師が親と一緒になって子どもからゲームを無理に取り上げようとしてはいけない。

まずは対話の糸口を見つけるため、主治医は子どもが興味をもっているインター

ネット・ゲームの世界に関心を寄せ、話題を共有すべきだろう。試しに子どもが話題にしたゲームやアプリケーションをダウンロードして遊ぶか使うかくらいのことはしたほうがよい。子どもと親の間に立ち、SNSやオンラインゲームのメリットとデメリットを通訳できる程度の知識が必要である。これらの下準備を十分行ったうえで、睡眠の記録を元にインターネット・ゲーム使用の時間を設定したり、家族の食事や団欒の時間など家族との交流の時間を取り決めたりするとよいだろう。このような対話のきっかけに、親が子どもと同じゲームをプレイするよう勧めることもよくある。

　親と子の関係性の悪さとゲーム使用の問題には関連がある。特にゲーム使用の問題が持続するほど親と子の関係性が悪化する。重要なのは、親と子どもの関係（親と子どもが一緒に社会活動に参加できているか、親が子どもに愛情をもって接して適切な環境を与えているかなど）、両親の関係（父母の夫婦不和はないか）、ゲームに対する家族の関与（ゲームを一緒に楽しめているか、子どもがゲーム内で巻き込まれているトラブルを把握しているかなど）である。インターネット・ゲーム依存を扱う場合、子どもの問題だけに焦点を絞らず、家族も参加するようなプログラムが必要という考えを元に、筆者たちは「インターネットやゲームはよくわからない」と諦めている親と「大人は子どもの世界をどうせ理解できない」と投げやりになっている子どもとの関係を取り持つ治療プログラムを2020年度より開始した。親子でインターネット・ゲーム依存の背景や上記のような北風と太陽の悪循環のストーリーを理解してもらうと同時に、推理ゲームやカードゲームなどなるべく理解しやすいルールのアナログゲームを一緒に楽しむような場を用意している。また児童精神科医がインターネット・ゲームに関連する問題や推奨される健康的生活について話題を提供し、子どもの話に親と医療スタッフが耳を傾ける時間を設けている。これは断酒・断薬を旨とする薬物・アルコール依存症の治療プログラムや自助グループ活動とは若干異なるアプローチであり、インターネット・ゲームが生活時間の中に入り込み損なわれてしまった親子の時間を取り戻すことを目的としている。子どもと家族がこのプログラムに参加できる程度に関係が悪化していないことが条件であるし、まだ数家族の参加にとどまり実施例は限られているが、参加した子どもや家族からは好感触を得ている。

　医療の場においても急速に浸透するインターネットとどう我々が共存するかを考える時代となっている。日常生活への浸透具合という点で、同じ依存症でもインタ

ーネットやゲームと薬物やアルコールとでは異なり、近づかない・触れさせないという治療はもはや成立しない。さらに、インターネット・ゲーム依存に関して、現在までに確実な効果が保証された治療アプローチはいまだ存在していない。治療は症例に応じた試行錯誤の繰り返しにならざるをえない。たとえ治療を提案しても、親子の関係がそもそも悪く、プログラムへの参加どころではないこともある。不安や抑うつの程度が強く外来通院さえままならない引きこもり状態の子どももいる。入院環境でインターネットが使えないことを知った親子が入院をキャンセルするなどの例もある。併存するうつ病エピソードや虐待や不登校などの臨床的諸問題への対応が優先される場合も少なくない。臨床的特徴に応じて、それぞれ治療方針を選択している。実臨床においては、目の前の患者にどのような背景があり、インターネット・ゲーム依存が生じているのか熟慮しながら治療にあたることが重要である。

第12章 | 性自認と性的指向の問題

解剖学的性や性役割に対して違和感を示す人々(トランスジェンダーやレズビアン・ゲイ・バイセクシャルといった同性愛や両性愛：以下、LGBT)はかつて精神医学の対象とされたが、歴史的な変遷を経て、現在では精神医学的診断項目から外されつつある。

　同性愛に関しては1950〜60年代にかけて性指向の多様性は病理的ではないという議論がなされ、精神疾患の分類と診断の手引き第3版改訂版(DSM-Ⅲ-R)および国際疾病分類第10版(ICD-10)において、すでに削除されている。日本でも日本精神神経学会が1995年に「同性愛はいかなる意味でも治療の対象とはならない」と宣言を行った。

　トランスジェンダーに関しても、精神疾患の分類と診断の手引き第4版(DSM-Ⅳ-TR)やICD-10では性同一性障害とされていた診断名が、DSM-5では性別違和(Gender Dysphoria)と変更された。これは身体的性と性自認の不一致という状態に焦点を当てたものではなく、その状態に伴う苦悩に焦点を当てた名称である。また、DSM-5以降、身体的性と性自認の不一致を対象とするのではなく、指定された性と性自認の不一致を対象とすると変更されることで性別移行が完了し不一致が解消された場合には診断に該当しないこととなった。さらに、どちらの性を好きになるかという性的指向は医学的問題ではないため診断項目に含めないとして、この状態を障害として定義することにより生じかねない負担に配慮がなされるようになった。国際疾病分類第11版(ICD-11)においては、精神疾患の分類からも除外されて、性別不合(Gender Incongruence)と定義され、ICD-11の中の性保健健康関連の章へと移されるに至っている。この変更は、トランスジェンダーを精神障害に含めることそのものが社会的偏見に基づくもので、病気ではなくひとつの生き方であるという考え方に沿ったものである。

性の多様性がメディア上でも盛んに取り上げられるようになって、外来での相談が増加し、多様化している印象がある。例えば、生物学的性別は男性だが、性自認は女性で、性的指向は女性であるという複雑なケースがある。一見すれば生物学的性別や性役割と合致したあり方が初診から数年を経て明らかになることもある。また、神経性やせ症による肥満恐怖とるい痩を主訴にして外来を訪れた子どもの背景に性別不合があり、第二次性徴を迎えて葛藤が強まり、女性的な身体を拒否して治療に抵抗するような事例もある。様々な可能性を考えつつ子どもと対話を重ねて支援を考えたい。

　身体・精神の両面で発達途上であるがゆえに、児童青年期に性自認や性的指向の問題に悩む子どもは多い。時として否定的な感情にとらわれやすく、そこには支援が必要である。社会的少数派として肩身の狭い思いをしながら生活を送らなければならないために強い葛藤を抱えて不安や抑うつに陥ることも多く、自傷行為など自殺関連事象といった精神不調を併存しやすい。

診察におけるこころ構え

筆者たちの調査では、受診する10代の子どもの約1割は何らかの性別違和を覚えており、そうでない子どもに比べ自傷行為や自殺念慮など様々な精神的不調を呈して外来を訪れる。にもかかわらず、性自認や性的指向にまつわる悩みが話題にのぼるまでには時間がかかり、初診から数年経過してからはじめて語られることもある。こころの診療の場でさえ悩みを打ち明けることに躊躇する深い不安や孤立感に思いを寄せ、自らの生き方を定める過程に寄り添いたい。当事者が診療の場で話題にしやすいよう初診時問診票の中に該当する質問項目を組み入れ、偏見のない支援を準備している。

　2015年4月に「性同一性障害に係る児童生徒のきめ細かな対応の実施等について」という文部科学省通知が出され、学校においても性の多様性に関する授業が行われるようになってきた。しかしながら、男女別の制服、トイレなど配慮が必要な部分は多岐にわたり、性自認や性的指向について気軽に話し合える環境はいまだ整っていない。幼稚園から高校まで、制服や制帽から名簿、ランドセルや道具箱、「君付け、さん付け」の呼び分けに至るまで、男女の区別が当たり前の社会

状況は続いている。普段の生活で「男の子らしく、女の子らしく」という要請が口にされることもしばしばである。性別不合の子どもは、男女の性役割に沿わない行動様式を否定される経験を繰り返しており、家族にも受け入れられていないことが多い。自分の感じ方はおかしい、悩みを口にすること自体タブーなのだと思い込んでいるものもいる。このため、実際の診療において主治医に自らの性について相談を持ち掛ける子どもは非常に少なく、こちらから尋ねなければそのまま経過することになる。長らく自傷行為や抑うつ状態の相談にのるうち、カミングアウトしたものの家族から否定された、友人のアウティングで傷ついたといった体験が語られる。恋愛感情を抱いていても周囲に相談することすらできなかった、いまだに親に打ち明けられずに苦しんでいる、とやっとの思いで告白するものもいる。また、メディアで性別にとらわれない生き方を見聞きしてはじめて、長らく感じてきた生きづらさが性的指向に起因すると自覚することもある。

　医療者がそれなりのこころ構えで診察に臨んだとしても、当事者は偏見や誤解を恐れて支援や助言を端から諦めていることがある。当事者同士でない限り理解し合えないという思いもあろう。当事者でない者が性に関する一般論を語れば「いい加減なことを言われた」と怒りを感じることもあるかもしれない。家族や主治医に相談をするときに感じるはずの強い不安や葛藤を理解しながら真剣に話を聞く必要がある。目の前の子どもが偏見や差別の対象になる恐怖に晒され続け、不安な中で生きてきたことを理解し敬意を込めて接しよう。

　同時に親やきょうだい児を含めた家族への支援は重要である。性別不合で悩む子どものきょうだいには、「○○は女の子の格好が好きな子だから」と友だちに紹介し毅然と振る舞うものもいれば、周囲の偏見に怯え、当人に冷たく接するものもいる。また、性別について頓着しない親もいれば、将来を憂うものや、自らの育て方に原因を求め自責の念に苦しむもの、肯定と否定の感情のはざまで揺らぐものなど様々である。当事者と家族の価値観の衝突に配慮しつつ、子どものこころの健康を第一にしながら、必要な知識や見通しを丁寧に伝えたい。家族に気づいてもらえたことはひとつの通過点であり、大切なことだと伝え、発達途上にある性的アイデンティティの揺らぎを温かく見守るよう、励ましていく。

　一般的に性別違和を自覚するのは小学校低学年以前であるが、性自認のあり方は成長とともに変遷する。思春期になると、自分が惹かれる性が何であるかという

性的指向も揺らぎやすい。当事者の性的アイデンティティが明確になっていない以上、相談に乗る側も柔軟に対応する必要がある。そもそも子どもは気持ちや考えをうまく言葉で表現できないものである。異性への同一化を強調することもあれば、性別の違和感のみを強調して語ることもあり、訴えていた性的指向の悩みを取り下げることもある。こうした言葉の意味やニュアンスを汲み取る必要がある。仲間への同調や、自分自身の抱える偏見、世間の性に関する非寛容などに対し、熟慮の末に妥協したという経過を打ち明けられることもある。性自認や性的指向の問題について相談を受ける際にはこうした揺らぎを念頭に置き、ひとつの方向に誘導するような問診は慎み、指示の出し方にも気を配りたい。

　学校生活において性役割の変更を図る場合、服装や髪形、名前の呼び方、周囲への説明の仕方、タイミングや状況などを話し合うことになるが、教員や家族の事情を勘案しつつ、本人の意思を尊重して、十分に考える時間を与え、必要以上に先回りしないスタンスが求められる。真のニーズを確かめながら診断書の発行や教員との連携のあり方などを考えたい。

当事者が最初にコンタクトする医療者として

2016年の日本労働組合連合会の調査ではLGBTという言葉を知らないと回答したものが20～50代の53%であった。社会的認知が不十分なばかりか、20～30%にはLGBTに対する嫌悪感情すら認められ、数%が職場での差別的な発言や処遇を見聞きしたことがあると回答している。このような結果をみると我が国の社会的偏見はいまだ強く、日本の医療機関・福祉機関・教育機関においても許容度・理解度は十分ではない。児童精神科医も例外ではなく、2015年に実施されたアンケート調査では児童精神科医の約20%が「できることなら専門医にまかせて診察を避けたい」と回答しており、ジェンダークリニックの専門医との連携経験は約25%にとどまっている。強い偏見が潜んでいるような医師の態度も見聞きする。性自認や性的指向に関連する心理的問題について、児童精神科医は当事者が最初にコンタクトする医療者となる可能性がある。万が一にも傷つけるようなことがあってはならないとこころすべきであり、この先の人生に希望の灯りがともるような的確な情報提供と励ましを与える準備をしておく必要がある。

少なくとも医療不信や援助希求の諦めにつながらないよう配慮した診療を行い、適切な専門外来や支援機関と連携していく。第二次性徴抑制療法などのホルモン治療は2年以上の専門外来での経過観察が必要となるため、円滑な連携が必須となる。ピアサポートなどのLGBT当事者向けの社会資源について地域の情報を得ておくことも重要である。

　統計で示されている数字に従えば、性別不合に該当するものはおそらく一学年に数人はいるはずであるが、当事者同士が日常生活の中で出会うことは少なく、それぞれが孤立している。当事者同士がSNSを通じ簡単に出会える世の中ではあるが、メディアを通した出会いは性的関係のみを目的としたものも多く、フラットな友人関係を築く目的でアクセスすると失望を味わうリスクも大きい。ピアサポートは、同じような悩みを抱える仲間が情報交換をし、獲得できる、ありのままの自分を受け止めてもらえ、時にロールモデルを提供してくれるような居場所を提供してくれるはずである。

　以上、児童精神医療の視点から性自認や性的指向の問題で悩む子どもと家族への支援について簡単に触れた。ここ四半世紀でジェンダーの多様性に対する理解がずいぶん浸透したが、当事者の子どもが抵抗なくその問題を語れるほどに社会や医療はまだ成熟していない。児童精神医療も同様の地点にある。児童精神科医は当事者がはじめてその生きづらさを語る相手になりうる。いつでも温かい支援が提供できるよう準備しておきたい。

第13章 | 非行・反抗

反抗する子ども、非行にはしる子どもすべてが精神医学の対象となるわけではない。思春期における軽度の暴走がそのうち収束に向かうのであれば、それは成長の一過程である。違法行為をまったく経験したことがない子どものほうがむしろ珍しいのではないか。

　青年期の非行のおよそ90%が一過性で終わるとされている。そもそも渦中にある子どもが家族に連れられて素直に来院し外来を継続するとは考えにくい。非行件数は減少の一途をたどっており、新型コロナウイルス感染拡大に伴う社会的変化もあって医療少年院や少年鑑別所の収容人数は減ったと言われている。少年鑑別所の診察で暴走族のリーダーと名乗る少年から率いていたグループがわずか3人だったと聞くと、日本の非行の風景の変遷を肌で感じる。報道で見聞きするような凶悪な少年犯罪はごく一部の出来事である。

非行へのアプローチ

法務省矯正局が管轄する司法機関に関わる嘱託医を除けば、児童精神科医が非行少年と出会う機会は少ないかもしれない。実際、全国児童青年精神科治療施設協議会の年次報告を参照すると医療機関で反抗挑発症や素行症の診断を受ける者はごくわずかであることがわかる。

　一方、児童期からの非行はより深刻で持続的とされている。中には、注意欠如多動症や自閉スペクトラム症、チック症などの神経発達症があって、元来の育てにくさから家族との関係不調を招き、非行へと向かうものがいる。深刻な被虐待や逆境体験による心的外傷や間欠爆発症および重篤気分調整症から、感情統制に

難が生じ、親から育てにくいとされていたといった背景が指摘される場合もある。いずれも、児童相談所や司法機関での処遇を契機に、継続的な入院・外来診療へとつながる。

　現在の診断分類では、精神医学的に質の異なる子どもが素行症という一括りの診断に落とし込まれている。例えば、学校をさぼり公園で友だちと集まって他愛ないやりとりに興じて夜通し盛り上がり、集団で他人の家に侵入して壁に落書きをして補導された者と、弱い立場に対し残酷な暴力を振るい、性的暴行を繰り返す者が、素行症もしくは反抗挑発症という同じ診断名でくくられているのである。現在の操作的診断基準は、子どもの反社会的行動に関して治療的意義が少ないことに留意すべきだろう。治療を考える際には個々の症例に応じて生物学的側面、心理社会的側面に目を向ける必要がある。何か一つの要素が原因となって生じるものではない。

　生物学的側面としては、衝動統制の問題と不安や怒りなどの感情統制の問題がよく見られる。この場合、児童精神科医の役割は、その医学的対処を一緒に考えることである。例えば、注意欠如多動症の子どもに対しては抗多動薬や抗精神病薬での衝動統制を考慮する。重篤気分調節症や間欠爆発症などの子どもに対しては併存する抑うつ症状に対する薬物療法、認知行動療法やアンガーマネジメントなどの心理療法が適応となる。大抵の場合、表面的には反抗的態度や不機嫌を装っていても、ついついやってしまう、うっかりやってしまうといった自身の振る舞い方を後悔し、また同じ過ちを繰り返してしまった、自分は悪い子、ダメな子なのだと自責の念を募らせているものである。自分が悪いから投薬や心理治療を受けるのだという誤解があると、治療中断につながりやすい。本人の落胆を労いつつ肯定的な空気のもと診療をすすめたい。

　心理社会的側面については、神経発達症の特性や子どもの逆境的環境に目を配りたい。例えば、自閉スペクトラム症では、収集癖の延長で窃盗を起こすことや、社会的文脈に無頓着であるうえに性的興味の芽生えが重なって相手の立場を顧みないストーカー行為に及ぶことがある。虐待や貧困による家庭内での居場所のなさ、学業不振やいじめからくる学校での居場所のなさといった本人の状況を検討し、発達特性と生活環境のミスマッチを極力解消する必要があろう。児童相談所や警察などと連携しながら心理検査を実施して家族や教員との共通理解を図り、当人

にはわかりやすい社会的ルールを再提示しよう。

　物質乱用や放火、万引き、性加害といった衝動行為に自傷行為が加わって嗜癖化しているような場合、日々の生活で生じる苦痛からなんとか生き延びるため、反社会的と自覚しながらそうした行為に及んでいる者も少なくない。そうした場合、例えば、弁証法的行動療法といったアプローチがある。対人関係における感情と衝動のコントロールに困難を抱える者を対象とした心理療法だが、診療の焦点を本人が起こした問題ではなく、抱えている困難や極端な思考・行動パターンに向けるその視点は、日常診療にも援用できる。また、親の過干渉や情緒的無視、暴力など子どもの情緒や行動に影響する親のあり方を修正するためのペアレントトレーニング的アプローチも有用だろう。

　非行を助長する地域の交友関係が解消されるような働きかけ、SNSなどを介したネット犯罪のリスクに対する検討、学校で孤立しないような関与など地道な努力も必要だが、これには学校や警察、児童相談所、保護観察所の協力が不可欠である。非行経験者による自助グループなどの社会資源も活用しよう。

　ここまで学校や地域における行動上の問題、いわゆる非行について述べたが、むしろ児童精神科医が日頃相談を受ける機会が多いのは、家庭の中で立場の弱い年下の同胞や母親、ペットや家財などに向かう家庭内暴力、もしくはSNSにおける多額の課金や家財の転売なども含む家金の持ち出しなど、家庭限局性素行症と診断される一群であろう。これらの事例は、学校や友人関係などの社会的場面では、目立った行動障害が見られない。

　こうした事例の背後には、家族全体が抱えている問題と発達特性や精神疾患などによる子どもの生きづらさなどが、複雑に絡み合っていることも多い。例えば、学校やスポーツクラブでの成績にこだわる結果至上主義の祖父母や親戚一同による圧力、子どもとの対話の時間がなく仕事に追われてばかりの父親、子どもの先行きを案ずるあまり子どもの選択権を知らず知らずのうちに奪っている母親、互いに不満を抱く夫婦の不和と家庭の沈滞した空気、自閉スペクトラム症や注意欠如多動症を背景とした子どもの学校不適応や家族内での孤立などが相談の場で語られる。子どもも親も、自分たちが抱える問題に薄々気づきながら、問題解決の糸口がつかめないまま対話の機会を逃しているのである。

　非行事例と同様に児童相談所や警察介入にでもならない限り、子どもの多くは

来院できないか、来院したとしても自発的でないため拒否の姿勢を貫き、一度きりの受診で終わることがしばしばである。来談した家族の話を聞きながら、致し方なかった歴史を紐解きつつ、親ができる支援、子どもが本来望む関わり方について考えていく。不登校支援にも似て、医療機関よりも児童相談所やひきこもり支援機関などでの息の長い支援が求められる。

心得るべき姿勢

特に問題が非行である場合、児童精神科医が単独で向き合う機会は少ない。しかし診療場面で広く心得ておくべき姿勢がある。

　一筋縄ではいかなそうな子どもや親を前にしたとき、無力感を覚え、腹立たしく思うことがあろう。陰性感情と呼ばれるものである。医師にも感情があり、これを完全にコントロールすることは難しいが、どんな相手を前にしても身構えないことが重要である。悪びれずに強がる子ども、威圧的な態度を取る子ども、返事をしない子ども、逡巡し重大な決断を迷い先延ばしにする家族と出会うことがある。そうしたとき、当たらず触らず傾聴に徹するばかりで回避的な態度をとる医師、一所懸命子どもや家族に社会的道理を説いて高圧的な態度をとる医師、非行少年を前に地元の先輩気取りの態度で虚勢をはる医師などをしばしば見かける。子どもや家族からすればいずれにせよ身構えていることが透けて見え、関係づくりに支障をきたしかねない。自らの感情に気を配りながら、子どもや家族が悪循環に陥らざるを得なかった事情を積極的に理解する態度をこころがけたい。相手が自分と向き合ってくれると感じたとき、子どもは驚くほどよく話をしてくれるものである。時には大げさな武勇伝が混じるかもしれないが、にわかには信じがたいほどの悲惨な生活環境を生き延びてきた過去が垣間見えることもある。家族にも同様の態度で臨めば、世代を遡ってそれぞれにやむを得ない過去が重なっていた事情が見えてくることもあるだろう。子どもと家族が診察室までたどり着いたことに一定の敬意を示しながら、一方で許容されない社会的ルールの範囲を明示することが肝要である。そうして、彼らの強みを探し、助けになってくれる人を見つけていけるといいだろう。

　反社会的行動を反復する子どもたちの周囲には、同様の特性や心理社会的背景を持つものが多い。そのため、自分だけが精神医学の対象となることに抵抗を示

す子どももいるだろう。友だちだって同じようなことをしている、精神科に行くのは
むしろ親のほうだと訴え、大人の意向に従った定期的な服薬や通院を嫌がるなど、
一筋縄ではいかないかもしれない。そんなとき、子どもの問題行動を鎮静化させよ
うと焦るのはよくない。医療は脇役であるくらいのつもりで、子どもたちの言い分
を聞き、共感することからはじめる。まずは子どもたちとの関係づくりに専心しよう。

　こうして丁寧に築いた信頼関係は、少年院に入るなどしていったん社会とのつな
がりが途切れ、社会に戻った後に受け入れてくれる家族も学校もないと将来を悲観
している子どもにとって一筋の光明ともなり得る。高校を卒業する前後の成人期へ
の移行期にもなると、児童相談所の関与が途切れ、学校との関係も薄れてしまうこ
とがある。こうしたときでも、主治医との信頼関係があれば、子どもが完全に孤立
することは防げるであろう。面会する家族を通じ、少年院で暮らす子どもにメッセ
ージを託すといった支援を行うことも可能である。

　これまで述べてきたように、素行症、反抗挑発症の子どもに対しては、いくつも
重なり合う要因を分析し多職種が連携して、子どもだけでなく家族に対しても同時
に様々な方法で働きかける支援が必要になる。欧米ではマルチシステミックセラピ
ーという形で体系化され、日本でも青少年非行の行動改善アプローチのひとつとし
て紹介されている。要は、子どもの反社会的行動の背景を様々な視点から十分に
観察し、統合された情報によって子どもと家族への支援計画を立てることである。
児童相談所や警察に限らず、学校や地域のボランティアまであらゆる資源を活用し
た支援チームを組み立てるなかで、児童精神科医にはチームの一員として医学的な
みたてを提示し、衝動性に対する治療アプローチについて見解を出す役割が求め
られる。

　しばしば目の前の問題の火消しに注意が向きがちだが、児童精神科医としては、
どのような子どもなのか、どのような生活がそこにあるのか、これまで受けるべき
だった支援は何なのか、子どもの将来に資する今後の支援は何なのか、幅広い視
野で子どもと家族を見守っていきたい。子どもの心の診療の基本に立ち返ること
が大切である。

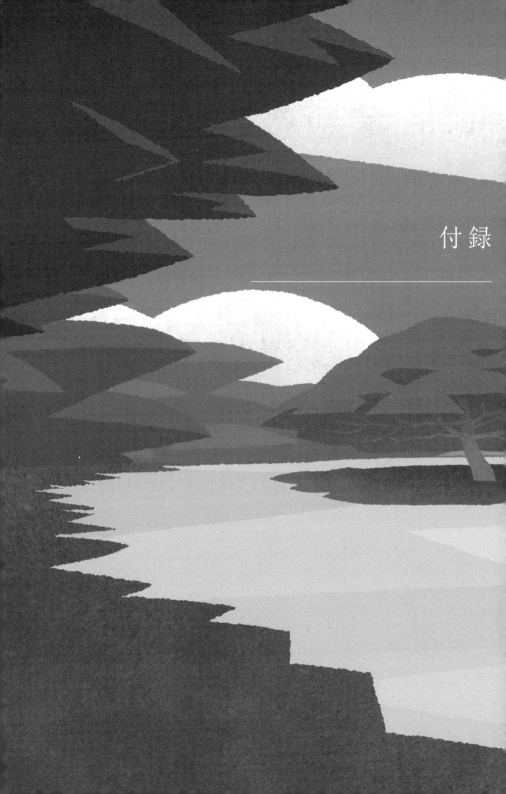

付録

付録 ｜症例検討の進め方

症例検討は症例と自分の関わりをまとめることが基本である。診療録を何度も見直して経過を整理する作業を通じ、様々な気づきを得て学ぶことも多い。通常の症例検討だけでなく、同僚・同期同士の症例検討会に外部から助言者を招いたり、他大学や医療機関と他流試合のように検討を行ったりしてもよいだろう。駆け出しのうちに多くの症例を振り返り、客観的に自分自身の治療を見直す機会を持てば、必ず成長につながるはずである。数多くの症例検討会に参加し、報告者となって様々な視点を参加者から得る経験を積みたい。

症例検討をはじめる前に

検討会を始めるにあたって、症例報告の前に、ふだんどのような診療をしているのか、上司や先輩とどのような相談をしているのかなど、自己紹介を兼ねて日々のことについても述べておくとよい。担当した症例数が少ない時期は、直近の治療経験に引きずられることがあり、勤務する病棟の雰囲気などにも左右されやすいからである。子どもや家族と出会う治療構造や環境がどのようなものか、そのなかで治療者自身がどのように位置づけられているのか、といった情報を具体的に提示することが重要になる。

検討事項をあげる

症例検討で重要なことは、何を検討したいかという問題意識の整理である。現在疑問に思い議論したいことは何か、すでにわかっていることは何か。症例検討の

中で議論したい問いを定めておく。レジュメを提出するにあたっては、表題から報告者の意図がうかがえるようにこころがけよう。往々にして「治療方針を教わりたい」「診断や治療がわからない」「対応がわからない」など、模範解答を参加者に期待するような表現が続きがちになるが、そうした漠然とした疑問に添えて、自分なりの試行錯誤や考察を記載しておくとよい。五里霧中から抜け出すための答えが欲しいという演者の態度を否定するものではないが、さらに一歩踏み込んで、具体的な議論を目指さないと実りが生じにくい。症例を提示する前にまず、これから検討すべき事項について具体的に明らかにしておくのがマナーでもある。

症例検討を行う際の心得

症例検討では、経過中に治療に難渋した（している）事例を提出することが多い。一方で治療成功例を報告する人や、自殺をされた症例など自虐的な失敗例を提出する人もいる。上司から提出を強いられる場合もあるし、自発的な報告の場合もある。日常的な業務の一環として行う場合もある。大事なのは、くれぐれも検討のための検討にならぬよう、自分が臨床の参考にしたい事柄が何かを明確にすることである。臨床の美談や苦労を披歴するだけの検討会にすべきではない。

　また、検討会の雰囲気が年長の助言者の姿勢や態度、肩書きに左右され、参加者が意見を言えずに追従を述べる場合もある。自由な議論ができない空気に支配され、閉じられた症例検討会では、根拠のない仮説やステレオタイプの助言が反復される傾向にある。当事者の回復という文脈から乖離した学問的趣味・趣向の集まりのような症例検討会は勧められない。定期的に他の職域や医療機関とも交流し、お互いの文化を共有するつもりで他流試合の症例検討を開催するのがよいだろう。筆者たちは近隣の大学病院とも交流を持ち、定期的な合同症例検討会を実施しており、学びにつなげている。

　専門用語を用いる場合は注意が必要だ。自分がどのような意図で使っているのか明確に説明できるように。でなければ使うべきではない。専門用語を羅列して参加者を煙に巻くような態度それ自体が問われかねない。かつて、中安信夫による「初期分裂病」概念が流行した際に「自生体験」「気づき亢進」「漠とした被注察感」「緊迫困惑気分」といった言葉が患者の状態像を表現するために頻繁に用いら

れ、吟味されないまま、症例に対して「初期分裂病」との合意が乱発された時期があった。現在では「初期分裂病」に見られる様態は、子どもの精神不調の非特異的な症状であることが知られており、このような「病名」に安易に飛びつく者はいない。自閉症スペクトラム障害などの神経発達症に関する報告でも、似たようなことが繰り返されていないだろうか。「こだわり」「言葉の遅れ」「社会的コミュニケーションの問題」といった言葉のひとつひとつが吟味されなければ、症例検討は誤った方向に導かれると肝に銘じたい。

症例検討の作法

提出する文書は、初診時の記載と同様、検討時間が2時間程度であっても可能な限りA4サイズ1枚程度の情報量に絞り込みたい。自らの関わりを手短に述べ、子どもや家族の経過の枝葉を切り落として端的にまとめるだけでも気づきにつながることは多い。立ち会う助言者の力量にもよるが、少ない情報量からイメージが膨らみ質疑が活発に行われればよいのである。留意に欠ければ、ときにA4サイズ数枚に渡る長い治療経過やまとまりを欠くカルテのコピーを持参し、経過を読み終えたときには議論に費やす時間がほとんどないという展開もありうる。全体的な治療経過を参加者とのやり取りを通して、さらに浮かび上がる当事者家族のありようがあれば、書記の役割を担うものがホワイトボードなどに書き留めていけばよい。子どもや家族と出会ったとき、転換点を迎えたときに治療者が何を思ったのかに重点をおき、初診時とその後の経過において検討事項と重なるエピソードを山場として用意するとよいだろう。診療現場と連結した臨場感溢れる子どもと家族像、治療者の発想や試行錯誤、その後の経過が伝わればよい。

症例検討の留意事項

他人の報告する子ども像には関心を抱くのが礼儀である。それを素材に自験例を披瀝したり、学説を開陳したりしようとするのは好ましくない。報告者の診療を理解しようと努めないのは眼前の子どもに関心がないのと同じで、悲しい姿勢である。真摯に傾聴し、報告者の心情を汲んで、報告者にとって実りのある症例検討会とな

るよう助言内容を吟味する。質問をする際にも、その意図を明確にすると、報告者にとって学びになる。ただ質問攻めにするような姿勢になっていないか注意が必要だ。

　子どもや家族の病理は具体的であればあるほど、当事者にとって重くつらい情報である。当然ながら、会を終えて退室したら一切を語らないのを常識とするべきである。

助言者の心得

症例検討会では、報告者、参加者、そして会の進行を執り行う助言者の三者で成り立つ。助言者の心得にも触れておこう。

　参加者が子どもをイメージできるようなやり取りが報告者との間でできるとよい。子どもの振る舞いに治療者が何を感じているのかは特に重要であり、そのやり取りの意味を適宜まとめ、治療者像や子ども像を参加者が把握できるように留意したい。自由に語れる会の雰囲気づくりを大事にし、自説の披露は最後まで控える。駆け出しの精神科医や心理士、教育・福祉関係者など誰もが「わからない」と抵抗なく表明できることが大事である。会場からの発言が少ないからといって、無理やりに発言を求めるようなことはせず、報告者の語る子どもと家族像をまとめながら、ぽつりぽつりと浮かんでくる参加者の疑問や感想を丁寧に拾い上げ、それについて吟味しよう。そして、点が線として形をなすように報告者と患者や家族の中で起こったことをまとめていく。とても難しい作業であるが、気負わずに報告者や参加者との対話を通して症例の全体像を把握したい。そして、そこから得た参加者の学びを拾い上げつつ報告者の疑問に答えていく。助言者が得た学びや気づきについて一言添えるのも重要である。検討会の着地点が見えて全体が少し安堵するような空気ができあがったら、会を締めくくる。報告者を最大限に労い、賛辞と拍手で終える。報告者や参加者が明日の臨床に胸を張って向かえるような雰囲気づくりが大切である。

　以上、症例検討を行ううえでの留意点について述べた。筆者の勤務先は症例検討を研修の中核に据えている。簡易な形式であるが、週に一度は当該週の新規症例や現在困っている症例、次の週に来院予定の症例について上級医や研修医問わず各自が報告し合う。児童グループと成人グループ合同での症例検討会も週に一

度実施している。加えて、月に一度は他職種や他医療機関のスタッフも交えた症例検討会を行っている。また地域の児童精神医学研究会や学会での症例検討会にも積極的に症例検討の演題を提出するよう研修中の若手医師に働きかけている。「症例はあるが報告できるほど資料がない」「報告できるような興味深い症例がない」「責められているような気がしてつらい」として症例検討での報告を避ける人がいる。このような抵抗感が少しでも減じるよう、温かみのある雰囲気づくりと各医師が症例を気軽に振り返ることのできる習慣づくりが大切になる。継続性をもって症例検討会を開催するには助言者の力量も問われる。症例提示をした人の目の前にかかった霧がいくらかでも晴れて、明日への診療の活力になることを目指そう。

　症例を振り返る習慣が身につかないと、自らの診療を客観的な視点から見直すことができないまま、ともすればあらぬ方向に治療が進みかねない。よい症例検討は資料の多さや症例の新規性で評価されるものではない。治療者としての問題意識や積極性を持っているかどうかで差が出るものである。病歴や家族歴を完璧に聴取した報告が症例検討の理想でないのは言うまでもない。症例検討会用の症例検討を求めるような態度は慎みたい。

おわりに

これまでに実施された大規模疫学研究で、幼少期の虐待や貧困といった逆境体験が数十年先の精神疾患発症や生命予後に影響すること、人生早期の精神不調がその後の精神疾患の続発や社会的転帰に影響することなどが知られており、子どもと若者のこころの健康とこころの健康維持に資する対処法は、児童精神科医だけでなく、すべての医療関係者が知るべき重要なテーマとなっている。発達障害や貧困や虐待などの子どもの逆境体験をめぐる話題はメディアや書籍で盛んに取り上げられ、筆者が児童精神科医を志した20年前と比べれば、子どもや若者のこころの健康問題は多くの国民の関心事でもある。最近は児童精神科医をモデルにしたテレビドラマまで放映されて驚くばかりだ。こうした流れを受けて、子どもと若者のこころの治療支援および研究に携わる若手医師が増え、この分野が発展することを期待したい。

そのための最初の道標となるような本を作れないだろうか。そう考え、横浜市立大学児童精神医学研究会のメンバーである国立病院機構横浜医療センター精神科部長の古野拓先生、横浜市東部地域療育センター所長の高橋雄一先生、横浜市西部児童相談所心理職の浜田惠子先生、横浜創英大学こども教育学部講師の持田訓子先生とともに、本書を企画検討することになった。各メンバーは神奈川県・横浜市の医療、教育、福祉現場の第一線で現在も活躍する先生方である。ちょうど、小児科医・精神科医が3年間の研修を経て専門医の資格を取得する、子どものこころ専門医研修制度が検討されていた時期でもあり、そのスタートに歩調を合わせられるよう、メンバー共々苦心した。ああでもない、こうでもないと悩むうちにあっという間に着想してから5年以上の歳月が過ぎてしまったが、なんとかこの「おわりに」にたどり着いて安堵している。

筆者たちの病院は1968年に全国に先駆ける形で「児童精神科」という独立標榜科の看板を掲げてスタートした。その歴史はかれこれ50年余を数える。発足当初から現在まで、医療—福祉—教育が一体となった連携を大切にする文化があり、職種を超えて忌憚ない意見を交わす研究会が続いている。これまで、この多職種

を交えた研究会は、若手医師にとって大事な修練の場となってきた。医師が子ども
や家族にどのように出会い、どう理解して、どのように関わろうとしたのかが問わ
れ、様々な助言を得て、症例全体を俯瞰することを学ぶ。症例発表では、白衣を着
た自分に見合うよう力んだり、自分が傷つくことを恐れて尻込みしたりと無様な姿
をさらすことも少なくない。温かい励ましや助言に支えられ、それすら、大抵は明
日からの臨床を豊かにする肥やしとして消化されていく。精神科医にのみ伝わる難
解な理論や新しい治療技法を持ち出す前に、悩める子どもや家族に伝わる態度や
言葉で語りかけることを重んじ、回復を目指す姿勢を大事にしてきた歴史がそこに
はある。

　本書の企画は、1991年から2015年まで長らく横浜市立大学児童精神科准教授
を務めた竹内直樹先生の著書『児童青年期の精神療法─子どもの心の理解と支
援』（診療新社）を復刻できないかとの古野拓先生の発案から始まった。竹内先生の
本は、研究会のメンバーのバイブルとして長年愛読されてきたものである。症例検
討からの学びを何よりも大切にされ、50症例におよぶ自らの臨床経験と学びを赤
裸々な失敗談も含めて詳細に書き記しており、今読み直しても大変貴重な資料であ
る。時代の流れもあって、現在は古書として世間に出回っているに過ぎないが、今
でも若手医師向けの推薦図書としている。同書のあとがきは「若い後輩に向けて
書くべき本が、結局は自分のために書き下ろすことになってしまった。多くのことは
自戒をこめて書かざるを得ないものであった」と結ばれている。子どものこころの
治療の極意を得心したように感じる万能感と現実の事例の前でその自信が挫かれ
る無力感とのあいだで右往左往する過程が描かれる様子は、さながら竹内先生ご
自身が駆け出しの医師とベテランの助言者の一人二役をこなす症例検討会のようで
もある。
　竹内先生の本のエッセンスを引き継ぎ、アップデートすべきところはアップデート
して成り立ったのが本書である。本書の総論部分は研究会のメンバーが長年積み
重ねてきた臨床の知恵やこころ構え、作法をちりばめ、各論部分は、日頃臨床で接
することの多い主訴ごとに、若手医師の道標となるような助言を記したつもりだ。
竹内先生の著書には及ぶべくもないが、先生から引き継いだバトンを後世に引き渡
すよう努力した。本書が子どものこころの診療を志す初学者の少しでも役に立つこ

とを願ってやまない。

　最後に本書執筆開始の後押しをしていだいた横浜市立大学OBである国立精神神経医療センター・薬物依存研究部の松本俊彦先生、遅々として進まない執筆と乱文に根気よくお付き合いいただいた日本評論社の小川敏明様、日々の臨床のパートナーであり執筆に際して応援をいただいた横浜市立大学附属病院心理室の皆様、常に支えになってくださった元・横浜市立大学精神医学教室の菱本明豊教授（現・神戸大学精神医学教室教授）、および同僚や後輩、自分の信じる仕事に邁進できる環境を与えてくれている家族にこころより感謝の意を表したい。

2023年12月

藤田純一

索引

執筆者紹介

藤田純一 ふじた・じゅんいち

横浜市立大学医学部医学科児童精神科講師。医学博士。2000年、千葉大学医学部卒業。神奈川県立精神医療センター芹香病院、神奈川県立こども医療センター児童思春期精神科等を経て、2015年より現職。監訳書に『まわりには聞こえない不思議な声』(日本評論社)。

浜田惠子 はまだ・けいこ【第1部第7章担当】

横浜市西部児童相談所児童心理司。臨床心理士、公認心理師、精神保健福祉士。青山学院大学大学院文学研究科心理学専攻博士前期課程修了。Arizona State Universityにて、Master of Social Workを取得。共訳書に『まわりには聞こえない不思議な声』(日本評論社)。

スキルアップ 子どものこころの診療
専門医の基礎

2024年2月20日　　　第1版第1刷発行

著者　　　藤田純一＋横浜市立大学児童精神医学研究会

発行所　　株式会社 日本評論社

〒170-8474 東京都豊島区南大塚3-12-4

電話：03-3987-8621［販売］03-3987-8601［編集］

振替 00100-3-16

印刷　　　港北メディアサービス
製本　　　井上製本所

カバー＋本文デザイン　　粕谷浩義〈StruColor〉
イラストレーション　　　伊藤健介

検印省略
Ⓒ J.Fujita & GCP-YCU 2024 Printed in Japan

ISBN978-4-535-98524-7

JCOPY 〈(社)出版者著作権管理機構 委託出版物〉

本書の無断複写は著作権法上での例外を除き禁じられています。複写される場合は、その
つど事前に(社)出版者著作権管理機構（電話 03-5244-5088、FAX 03-5244-5089、
e-mail: info@jcopy.or.jp）の許諾を得てください。また、本書を代行業者等の第三者に
依頼してスキャニング等の行為によりデジタル化することは、個人の家庭内の利用であって
も一切認められておりません。

好評既刊

まわりには聞こえない不思議な声 中高生のための幻声体験ガイド

サンドラ・エッシャー マリウス・ローム／著　藤田純一／監訳

A5判／定価2640円［税込］／ISBN978-4-535-98438-7

まわりには聞こえない「声」を体験する子は、実は多い。そうした声にどう対処して行けばいいのか、豊富な事例とともにアドバイスする。

テキストブック児童精神医学

井上勝夫／著

A5判／定価2530円［税込］／ISBN978-4-535-98408-0

児童精神科臨床に関心のある医学生・臨床心理士のための入門書。基礎知識を丁寧に押さえつつ、実践的な視点やコツまで幅広く網羅する。

テキストブック児童精神科臨床

井上勝夫／著

A5判／定価2640円［税込］／ISBN978-4-535-98446-2

児童精神科の臨床に必要な技術と知識を実践に添って解説する。医学生から援助職まで、児童思春期の精神保健に携わるすべての人に!

子どもの精神医学ハンドブック［第3版］

清水將之／著　水田一郎／補訂

A5判／定価2750円［税込］／ISBN978-4-535-98493-6

胎児期・乳幼児期から思春期・青年期にいたる子どもの発達と児童精神医学の知識と教養を学べる画期的テキスト。

日本評論社

http://www.nippyo.co.jp